Hans Plonait · Labordiagnostik für die Tierärztliche Praxis

LABORDIAGNOSTIK
FÜR DIE TIERÄRZTLICHE PRAXIS

Von Dr. Hans Plonait

Fachtierarzt für Klinische Laboratoriumsdiagnostik, apl. Professor an der Klinik für kleine Klauentiere der Tierärztlichen Hochschule Hannover

1980 · 29 Abbildungen und 25 Tabellen

VERLAG PAUL PAREY BERLIN·HAMBURG

Bearbeitung der graphischen Darstellungen des Autors: Atelier Oehrlein & Partner, D-1000 Berlin 15

Adresse des Autors: Bischofsholerdamm 15, D-3000 Hannover

CIP-Kurztitelaufnahme der Deutschen Bibliothek

Plonait, Hans:
Labordiagnostik für die tierärztliche Praxis / von Hans Plonait. – Berlin, Hamburg : Parey, 1980
   ISBN 3-489-74916-2

Umschlag: Christian Honig BDG/BDB, D-5450 Neuwied 1

Das Werk ist urheberrechtlich geschützt. Die dadurch begründeten Rechte, insbesondere die der Übersetzung, des Nachdrucks, des Vortrages, der Entnahme von Abbildungen, der Funksendung, der Wiedergabe auf photomechanischem oder ähnlichem Wege und der Speicherung in Datenverarbeitungsanlagen, bleiben, auch bei nur auszugsweiser Verwertung, vorbehalten. Werden einzelne Vervielfältigungsstücke in dem nach § 54 Abs. 1 UrhG zulässigen Umfang für gewerbliche Zwecke hergestellt, ist an den Verlag die nach § 54 Abs. 2 UrhG zu zahlende Vergütung zu entrichten, über deren Höhe der Verlag Auskunft gibt.

© 1980 Verlag Paul Parey, Berlin und Hamburg
Anschriften: Lindenstr. 44–47, D-1000 Berlin 61; Spitalerstr. 12, D-2000 Hamburg 1

Gesetzt aus der Korpus Times Roman
Satz und Druck: Saladruck
Steinkopf & Sohn, D-1000 Berlin 36
Bindung: Lüderitz & Bauer, D-1000 Berlin 61

ISBN 3-489-74916-2 · Printed in Germany

Vorwort

Dieses Buch ist aus einem Lehrtext entstanden, der Studenten dazu diente, diagnostische Probleme mit einfacher Laborausrüstung selbständig zu lösen.

Durch die Entwicklung von Schnelltests, fertigen Reagenziensätzen und Kontrollseren, Pipetten und Reaktionsgefäßen für den Einmalgebrauch sowie hochwertigen, einfach bedienbaren Photometern können zuverlässige Laborbefunde auch in der tierärztlichen Praxis mit vertretbarem Aufwand erhoben werden. Hierzu möchte dies Buch Anleitungen und Anregungen geben.

Neben hilfreicher Kritik, die früheren Fassungen des Textes durch mehrere Hochschullehrer innerhalb und außerhalb Hannovers zuteil wurde, danke ich für die Durchsicht des vorliegenden Manuskripts den Herren Kollegen K. Bickhardt, K. Gabrisch und W. Wirth.

Meinem Freunde K. Bickhardt verdankt dieses Buch darüber hinaus viele Anregungen. Dankende Anerkennung verdient auch die Geduld und Sorgfalt, mit der Frau G. Meyer im Laufe der Jahre mehrere Fassungen des Textes geschrieben hat. Herrn Dres. F. Georgi und den Mitarbeitern des Verlages Paul Parey ist für die endgültige Gestaltung zu danken.

Der beschränkte Umfang gestattet es nicht, für alle Methoden ausführliche Arbeitsanweisungen zu geben. Hierzu wird auf weitverbreitete Nachschlagewerke sowie die Vorschriftensammlungen der Geräte- und Reagenzienhersteller verwiesen. Die Literaturangaben sollen nicht nur als Quelle der dargestellten Sachverhalte dienen, sondern auch auf wichtige ergänzende und weiterführende Arbeiten hinweisen, für deren sachgerechte Erörterung der Raum fehlte.

Der Text ist als Arbeitsanweisung gedacht und kann daher nach Bedarf abschnittweise gelesen werden. Zu schrittweiser und sorgfältig aufeinander abgestimmter Erweiterung der Ausrüstung (Abschnitte 1.1–1.3) wird geraten, um Enttäuschungen zu vermeiden.

Selbst wenn sich nach einiger Zeit der Eindruck ergibt, daß »Labordiagnostik zwar nichts einbringt, aber Spaß macht« (Zitat aus der Praxis), wäre damit nicht wenig gewonnen: bessere Diagnostik und mehr Freude am tierärztlichen Beruf.

Hannover, im Dezember 1979   Hans Plonait

Inhalt

Vorwort ... 7

1 Ausrüstung des diagnostischen Labors ... 9

1.1	Aufgabenstellung	9	1.4.12	Pipetten	19
1.2	Ausbaustufen des Praxislabors	10	1.4.13	Proben – Zentrifugen – Reagenzröhrchen	21
1.3	Einrichtung des Arbeitsplatzes	10	1.4.14	Reagenzien und Farbstoffe	21
1.4	Die Auswahl von Geräten und Reagenzien	13	1.4.15	Refraktometer	22
1.4.1	Aqua dest.	13	1.4.16	Schnelltests	22
1.4.2	Antikoagulantien	13	1.4.17	Standardlösungen, Testsera, -Harne, Eichstandards	22
1.4.3	Aräometer – Urometer	14	1.4.18	Thermometer	24
1.4.4	Blutsenkungsröhrchen	14	1.4.19	Thermostat, Wasserbad	24
1.4.5	Gasflamme	15	1.4.20	Uhr – Wecker – Stoppuhr	24
1.4.6	Hämatokritröhrchen	15	1.4.21	Zählkammern	25
1.4.7	Kühlschrank – Probenlagerung	16	1.4.22	Zentrifuge	25
1.4.8	Küvetten – Küvettenreagenzien	16	1.5	Literatur zur Arbeit im klinischen Laboratorium	28
1.4.9	Mikroskop	17			
1.4.10	Objektträger, Färbebank	17	1.6	Bezugsquellenverzeichnis	28
1.4.11	Photometer	18			

2 Untersuchung von Erythrozyten und Blutplasma ... 30

2.1	Einleitung	30	2.6	Bestimmung des Hämoglobingehaltes	35
2.2	Die Blutkörperchensenkungsreaktion	30	2.7	Zählung der Erythrozyten	37
2.3	Ermittlung des Hämatokritwertes	32	2.8	Gestalt und Färbung der Erythrozyten	38
2.4	Bestimmung der Plasma-Proteinkonzentration	33	2.9	Ätiologie und Differentialdiagnose der Anämie	40
2.5	Bestimmung von Plasma-Proteinfraktionen	35	2.10	Literatur	44

3 Veränderungen des Differentialblutbildes und Störungen der Leukopoese ... 45

3.1	Einleitung	45	3.4	Pathophysiologie reaktiver Veränderungen des Differentialblutbildes	56
3.2	Differenzierung der Leukozytenformen im gefärbten Blutausstrich	45	3.5	Primäre Störungen der Leukopoese	60
3.3	Zählung der Leukozyten	54	3.6	Literatur	63

4 Weitere Anwendungsbereiche hämatologischer Untersuchungsmethoden ... 65

4.1	Einleitung	65	4.4	Untersuchung von Synovia	68
4.2	Zählung der eosinophilen Granulozyten (Thorn-Test)	65	4.5	Untersuchung von Punktaten der großen Körperhöhlen	68
4.3	Untersuchung von Liquor cerebrospinalis	66	4.6	Literatur	69

5 Gestörte Leberfunktionen ... 70

5.1	Einleitung	70	5.5	Bestimmung der Gamma Glutamyl Transpeptidase (γ GT)	79
5.2	Nachweis von Bilirubin und Verbindungen der Urobilinogengruppe	70	5.6	Die Plasmaproteinuntersuchung in der Leberdiagnostik	79
5.3	Farbstoffbelastungstest mit Bromsulfophthalein (BSP)	74	5.7	Aktivitätsbestimmung von Leberzellenzymen im Blutplasma	80
5.4	Plasma-Aktivitätsbestimmung der alkalischen Phosphatase	77	5.8	Literatur	85

8 Inhalt

6		Störungen des Energiestoffwechsels				86
6.1	Einleitung	86		und Bestimmung der Glucose-Konzentration im Blut	89
6.2	Nachweis von Ketonkörpern im Harn	86	6.4	Glucose-Belastungstest	92
6.3	Nachweis von Glucose im Harn		6.5	Literatur	93

7		Nierenfunktion und Erkrankungen der Harnorgane				95
7.1	Einleitung	95	7.7	Nachweis von Bakterien im Harn	106
7.2	Harnmenge und grobsinnliche Eigenschaften	95	7.8	Stickstoffhaltige Endprodukte des Stoffwechsels im Blutplasma	107
7.3	Spezifisches Gewicht des Harnes (Dichte)	98	7.9	Plasmaelektrolyte und Säure-Basenhaushalt	109
7.4	Mikroskopische Untersuchung von Harnsedimenten	99	7.10	Plasmaproteine	109
			7.11	Nierenfunktionsprüfung	110
7.5	Eiweißgehalt des Harnes	103	7.12	Literatur	111
7.6	Blutnachweis im Harn	105			

8		Bewegungsstörungen				113
8.1	Einleitung	113	8.4	Hypocalcämie und Hypomagnesämie als Ursache nervöser Reiz- und Ausfallerscheinungen	118
8.2	Nachweis verstärkter Osteoblastentätigkeit durch Bestimmung der alkalischen Phosphate	113	8.5	Diagnose von Muskelschäden durch Enzymaktivitätsbestimmung	119
8.3	Differentialdiagnose der Ursachen erhöhter Osteoblastenaktivität anhand der Konzentration von Calcium und anorganischem Phosphor im Blutplasma	114	8.6	Nachweis von Myoglobin im Harn	120
			8.7	Literatur	120

9		Die Beurteilung von Laborergebnissen				122
9.1	Meßgrößen im klinischen Labor	122	9.3.3	Symmetrische und schiefe Verteilung der Meßwerte	130
9.2	Kontrolle der Richtigkeit und Genauigkeit von Meßwerten	125	9.3.4	Kriterien für Normalwertangaben in der Literatur	131
9.3	Normalwerte	128	9.3.5	Übersicht von Normalwerten	132
9.3.1	Ursachen der physiologischen Variabilität	128	9.4	Die Zuverlässigkeit labordiagnostischer Befunde	139
9.3.2	Forderungen an eine repräsentative Stichprobe	129	9.5	Literatur	140

Stichwortverzeichnis 141

1 Ausrüstung des diagnostischen Labors

1.1 Aufgabenstellung

Moderne Methoden der klinischen Labordiagnostik sind in der Humanmedizin durch zunehmende Standardisierung und Automatisierung charakterisiert. Hinweise zur Einrichtung und zum Betrieb eines klinischen Labors in humanmedizinischen Veröffentlichungen [9, 14, 15] gehen von höchster Zuverlässigkeit der Meßwerte sowie dem Geräte- und Personalaufwand einer Klinik oder eines Facharztes aus und lassen sich kaum auf die veterinärmedizinische Praxis übertragen.

Die Entwicklung von Laborgeräten zum Einmalgebrauch und Schnelltests hat andererseits die Durchführung labordiagnostischer Methoden sehr vereinfacht.

Hierdurch ist ihre Anwendung auch dem praktizierenden Tierarzt möglich geworden, dessen Patienten in der Regel Diagnose und Behandlung bei einmaligem Besuch erwarten und dem für die Ausführung der Untersuchungen nur ein Bruchteil seiner eigenen Arbeitszeit bzw. allenfalls ungeschulte Hilfskräfte zur Verfügung stehen. Ähnlich ist die Situation in der Großtierpraxis, wenn Proben in Pausen zwischen Ausfahrten untersucht werden müssen.

Aus dieser Sicht ergeben sich folgende

Forderungen an die Ausrüstung des diagnostischen Labors:

- ☐ Methoden und Geräte dürfen kein längeres Einarbeiten und auch keine ständige Übung erfordern (narrensichere Arbeitsvorschriften).

- ☐ Der Zeitaufwand für die Untersuchung einer Probe sollte weniger als 10 Minuten betragen, das Ergebnis sollte spätestens in 1 Stunde vorliegen.

- ☐ Die gesamte Ausrüstung muß bei minimaler Pflege stets einsatzbereit sein und zuverlässig funktionieren (Einweg-Artikel, Fertigreagenzien).

Die Kosten der Ausrüstung sollten in einem vernünftigen Verhältnis zur diagnostischen Information stehen.

Der **Aufgabenbereich des Praxislabors** beschränkt sich daher auf:

- ☐ Blutstatus
- ☐ Harnuntersuchung (mikroskopisch, qualitativ, chemisch)
- ☐ Blutplasmabestandteile (photometrische Methoden)
- ☐ Einfache Organfunktionstests
- ☐ Parasitologische Kotuntersuchung, Räudemilben-Nachweis
- ☐ Spermabeurteilung.

Offen bleibt dabei, ob einfachere bakteriologische Methoden, wie Bakteriurie-Test, Mastitisdiagnostik und Antibiogramm noch im Praxislabor ihren Platz finden. Die erforderliche Ausrüstung stellt kaum ein Problem dar. Der Zeitaufwand übersteigt dagegen den eingangs gegebenen Rahmen.

1.2 Ausbaustufen des Praxislabors

Um die oben erhobene Forderung nach einem vernünftigen Verhältnis zwischen Kosten der Ausrüstung und Gewinn an diagnostischer Information zu erfüllen, sollten zunächst die Voraussetzungen für die einwandfreie Gewinnung des Untersuchungsmaterials und ggf. dessen Versand, sowie einfache qualitative Tests geschaffen werden. Sobald diese Voraussetzungen vorliegen, werden sich der Bedarf an weiteren Untersuchungsverfahren und der vertretbare Rahmen weiterer Geräteanschaffungen mit der Zeit herausstellen.
Folgende Ausbaustufen werden vorgeschlagen:

Stufe 1
- ☐ Kühlschrank, Spülbecken
- ☐ Zentrifuge, (evtl. zusätzlich Mikro-Hämatokrit-Zentrifuge)
- ☐ Schnelltestpackungen für Harn- und Blutuntersuchungen
- ☐ Einweg-Entnahme- und Versandmaterial für Blut- und Kotproben
- ☐ Einweg-Hämatokrit- und Blutsenkungsröhrchen
- ☐ Lupe
- ☐ Refraktometer oder Aräometer
- ☐ Thermometer

Stufe 2 (zusätzlich)
- ☐ Mikroskop, Zählkammer, (Leukozyten-) Mischpipette, Wasserstrahlpumpe
- ☐ Objektträger, Färbebank, Farbstoffe
- ☐ Mörser, Trichter, Drahtsieb, gesättigte Kochsalzlösung, Drahtöse, Gas- oder Spiritusflamme, Kalilauge 10 %, Reagenzgläser zum Einmalgebrauch

zusätzlich evtl.:
- ☐ Meßkolben, 2 ml Meßpipette, McMaster-Zählkammer

Stufe 3 (zusätzlich)
- ☐ Photometer
- ☐ Thermostat
- ☐ Kolbenpipetten für Milliliter- und Mikrolitervolumen
- ☐ Pipettenansätze und Küvetten zum Einmalgebrauch
- ☐ Reagenziensätze oder Küvettentests
- ☐ Kontrollserum mit bekanntem Gehalt (= Testserum s. 1.4.17)
- ☐ Aqua destillata
  (s. Tab. 1.1, 1.2)

1.3 Einrichtung des Arbeitsplatzes

Arbeitsökonomische Gesichtspunkte
Die im Praxislabor erforderlichen Arbeitsgänge unterscheiden sich durch:

Tab. 1.1 Übersicht der durchführbaren Untersuchungen

□ Schätzung
■ Messung bzw. Zählung

Untersuchung	1 Zentrifuge Schnelltests Refraktometer	2 Mikroskop Zählkammer	3 Photometer Thermostat
Untersuchung von Harn			
Aceton	□		
Bilirubin	□		
Blut, chem. Nachweis	□		
Glukose	□		
Magnesium	□		■
Nitrit	□		
pH	□		
Protein	□		
Sediment		□	
spezif. Gewicht (Dichte)	■		
Urobilinogen	□		
Untersuchung von Kot			
Blut	□		
Endoparasiten		■	
Hämatologische Blutuntersuchungen			
Blutkörperchen-Senkungsreaktion	■		
Hämatokrit	■		
Differential-Blutbild		■	
Leukozytenzahl	□	■	
Erythrozytenzahl	□		■
Hämoglobin			■
Protein	■		
Untersuchung von Liquor cerebrospinalis			
Blutbeimengung	■		
Glukose	□		■
Protein	□		■
Zellmorphologie		□	
Zellzählung		■	

- □ Patientennähe
- □ Abfallmenge
- □ Arbeitshaltung

Wenn vorwiegend ambulante Patienten untersucht werden (Kleintierpraxis), sollte der Weg vom Untersuchungstisch zur ersten Verarbeitungsstufe des entnommenen Materials möglichst kurz sein. Wenig Zeit erfordernde Arbeitsgänge (Schnelltests, Zentrifugieren, Blutausstrich und Färbung, parasitologischer Kotansatz) werden im Stehen durchgeführt. Hier fallen auch die wesentlichen Spülarbeiten und Abfälle an.

Ausrüstung des diagnostischen Labors

Tab. 1.2. Übersicht der durchführbaren Untersuchungen (Fortsetzung)

☐ Schätzung
■ Messung bzw. Zählung

	durchführbar mit Ausrüstung		
	1 Zentrifuge Schnelltests Refraktometer	2 Mikroskop Zählkammer	3 Photometer Thermostat
Chemische Bestimmung von Blutbestandteilen			
Bilirubin	☐		■
Bromsulfophthalein (BSP)	☐		■
Calcium			■
Cholinesterase	☐		■
Creatin-Kinase			■
Glukose	☐		■
Gamma-GT			■
Glutamat-Oxalacetat Transaminase (GOT)			■
Glutamat-Pyruvat Transaminase (GPT)			■
Hämoglobin			■
Harnstoff	■		■
Kreatinin			■
Lipase			■
Phenolrot (PSP)	☐		■
Phosphatase, alk.	☐		■
Protein	■		■

Im Gegensatz dazu erfordern Mikroskopie und Photometrie eine entspannte Körperhaltung und unabgelenkte Aufmerkamkeit während der Untersuchung.

Patientennaher »Feuchtarbeitsplatz«

Seine kunstoffbeschichtete Arbeitsplatte sollte ausreichend hoch sein, um im Stehen bequem arbeiten zu können. In die Platte eingelassen sollte ein Spülbecken mit möglichst flachem Boden und Abtropfplatte sein. Ein Abfalleimer findet unter dem Spülbecken Platz. Parasitologische Geräte bewahrt man unterhalb der Tischplatte, Schnellreagenzien, Probengefäße und Farbstoffe in einem Regal darüber auf. Die nicht vom Spülbecken eingenommene Arbeitsfläche muß zusätzlich Raum für die Zentrifuge, Aufstellung von Senkungsröhrchen und einen Probenständer bieten. Zur einwandfreien Ablesung von Schnelltests ist an diesem Platz gleichmäßiges Kunstlicht erforderlich. Die Blutsenkungsreaktion verträgt weder direkte Sonnenbestrahlung noch nahe Heizkörper.

Meß- und Mikroskopierplatz

Dieser Arbeitstisch sollte Schreibtischhöhe und -form haben und ebenfalls mit einer Kunststoff-Arbeitsplatte abgedeckt sein.

Das Mikroskop steht unter einer Abdeckhaube in Arbeitsposition auf der Tischplatte. Ein Kühlschrank für empfindliche Reagenzien und aufbewahrte Proben sollte im Sitzen erreichbar sein. Für die geringe Menge von Abfällen (Einweg-Material, Probenreste) genügt eine Plastikschale.

Falls das Photometer im Sitzen bedient wird, muß es niedriger stehen als das Mikroskop (z. B. auf einem festen Schreibmaschinentischchen), um die Küvetten bequem einsetzen zu können. Für gelegentliche Analysen neben anderer Beschäftigung steht das Photometer höher (z. B. auf einer Küchen-Arbeitsplatte), um die Ablesung der Anzeige im Stehen zu erleichtern.

1.4 Die Auswahl von Geräten und Reagenzien
(Alphabetisch geordnet)

1.4.1 Aqua dest.

Man unterscheidet

destilliertes Wasser
in der Regel steril, pyrogenfrei, aber nicht immer frei von anorganischen Verunreinigungen, die sich aus den Wänden einfacher Destillationsapparate herauslösen. Für höchste Ansprüche: dreifache Destillation mit 3. Stufe aus Quarz.

entmineralisiertes Wasser
zuverlässig frei von anorganischen Verunreinigungen, nicht immer frei von organischen Verunreinigungen und auch nicht steril. Beseitigung dieser Nachteile: durch zusätzliches Aktivkohlefilter und Erhitzen.

Im Zweifelsfall ist für chemische Untersuchungen, besonders Enzymaktivitätsbestimmungen, frisch bereitetes entmineralisiertes Wasser vorzuziehen.

Länger haltbar (ohne Bakterienwachstum) ist nur sterilisiertes Wasser. Nach längerem Stehen an der Luft reagiert Aqua dest. durch Aufnahme von CO_2 sauer. Abhilfe falls erforderlich für hämatologische Färbung kurz aufkochen.

1.4.2 Antikoagulantien

Prinzipien der Gerinnungshemmung:

☐ Hemmung des Thrombins (durch Heparin)
☐ Bindung der Calciumionen (durch ÄthylenDiaminTetraAzetat, englisch: EDTA, Citrat oder Oxalat)

Mit **Kalium- oder Natrium-ÄDTA** ungerinnbar gemachte Blutproben eignen sich mit Ausnahme von Gerinnungsanalysen für alle hämatologischen Untersuchungen (auch für die Blutsenkungsreaktion nach Westergren, wenn nachträglich mit Na-Citratlösung verdünnt wird).

Bei chemischen Blutuntersuchungen werden selbstverständlich die Meßwerte für K oder Na verfälscht, gestört die komplexometrischen Methoden der Ca- und Mg-Bestimmung sowie Enzymreaktionen, bei denen Ca^{++} oder Mg^{++} als Coenzyme eine Rolle spielen.

Die ÄDTA-Salze sind schwer löslich. Um zuverlässig gerinnungshemmend zu wirken, müssen sie sich entweder fein verteilt auf einer großen Oberfläche befinden (Wand des Röhrchens, Kunststoffperlen) oder als konzentrierte Lösung vorbereitet sein.

Konzentration: 1,0 mg/ml Blut.

Natriumcitrat wird für Gerinnungsanalysen und die Blutkörperchensenkungsreaktion nach Westergren verwendet.

Konzentration: 38 mg/ml = blutisoton.

Für alle anderen hämatologischen und chemischen Methoden sind Citrate ebenso wie Oxalate als überholt anzusehen, da sie in der erforderlichen hohen Konzentration osmotisch und chemisch störend wirken.

Heparin in Form seiner Natrium-, Kalium-, Lithium- oder Ammoniumverbindung dient vor allem der Blutplasmagewinnung für chemische Analysen. In der Hämatologie ändert es bei längerer Einwirkung Zellstruktur und Anfärbbarkeit. Bei chemischen Bestimmungen kann das jeweilige Kation stören. Vorteilhaft gegenüber ÄDTA ist die gute Löslichkeit der Heparin-Verbindungen.

Konzentration: 75 E/ml Blut ($\approx$ 0,75 mg/ml).

1.4.3 Aräometer – Urometer

Geeichte Glasspindel, aus deren Eintauchtiefe in einer Harnprobe deren spezifisches Gewicht ermittelt wird. An größeren Spindeln kann der Meßwert genauer abgelesen werden, weil die Skala länger ist. Man benötigt dann aber auch mehr Harn, der bei Kleintieren u. U. nicht zur Verfügung steht. Die vorhandene Harnmenge wird am besten genutzt, wenn der Harn in einen zum Durchmesser der Spindel passenden Glaszylinder gefüllt wird (s. auch 1.4.15 Refraktometer).

1.4.4 Blutsenkungsröhrchen

Verfahren [5, 7, 17]
- Westergren: Füllhöhe 200 mm, Blut mit Citratlösung 4:1 verdünnt
- Wintrobe: Füllhöhe 100 mm, Blut unverdünnt, Antikoagulans: Oxalat

Ausrüstung für die Westergren-Methode
- graduierte Glasröhrchen und dazu passender Ständer
- 2,0 ml Injektionsspritzen zum Herstellen der Verdünnung
- Na-Citrat-Lösung 3,8 g/100 ml Aqua dest.
- Schälchen zum Aufziehen der Blutverdünnung
- Laborwecker

Vereinfachungen
- Einweg-Westergren-Röhrchen aus Kunststoff
- Besamungspipetten anstelle der Original-Röhrchen (Ablesung mit Lineal [19] in 2.10)
- Plastilin oder Kitt zum Verschluß der Röhrchen

☐ Holzklotz mit passender Bohrung oder Plastilinklumpen zum Aufstellen der Röhrchen

Ausrüstung für die Wintrobe-Methode
☐ Wintrobe – Glasröhrchen und passender Ständer
☐ Blutentnahmeröhrchen, präpariert mit trockenem Ammoniumoxalat und Kaliumoxalat [13].
☐ Injektionsspritze mit 12 cm Kanüle zum Füllen der Röhrchen
☐ Laborwecker
☐ Wasserstrahlpumpe zum Reinigen der Röhrchen

Vereinfachungen
☐ Besamungspipetten, die mit Plastilin verschlossen und mit Hilfe eines Lineals abgelesen werden
☐ Blutentnahmeröhrchen, die mit Heparin oder ÄDTA in Substanz durch Antrocknen einer Lösung präpariert sind

1.4.5 Gasflamme

Ein Butangas-Brenner für auswechselbare Kartuschen ist einfacher und vielseitiger verwendbar als ein fest installierter Gasanschluß.

1.4.6 Hämatokritröhrchen

Verfahren [17, 20]
☐ Mikro-Hämatokrit: Glaskapillaren ⌀ 1 mm, 75 mm lang
☐ Wintrobe: graduierte Zentrifugenröhrchen 100 mm Füllhöhe

Ausrüstung für das Mikro-Hämatokrit-Verfahren
☐ Glaskapillaren mit Heparin vorbehandelt zum Einmalgebrauch
☐ Gasflamme oder Kitt zum Verschluß
☐ Zentrifuge mit Mikro-Hämatokrit-Aufsatz, Beschleunigung mindestens 10 000 g
☐ Auswertegerät
☐ zusätzlich: Meßlupe 8fache Vergrößerung mit 0,1 mm Teilung, zur Schätzung der Leukozytenanzahl

Ausrüstung für das Wintrobe-Verfahren
(s. oben 1.4.4) jedoch zusätzlich:
☐ Zentrifuge mit Einsätzen für Wintrobe-Röhrchen
☐ Laborwecker, falls Zentrifuge ohne Schaltuhr

Vereinfachungen
siehe unter 1.4.4, außerdem:
Einstellen der gefüllten, plastilinverschlossenen Abschnitte von Besamungspipetten

in 10 ml Zentrifugenröhrchen bzw. Fixierung der Original-Wintrobe-Röhrchen in Einsätzen für 10 ml Röhrchen mit Wellpappe [13].

1.4.7 Kühlschrank – Probenlagerung

Alle chemischen Reagenzien und entnommenen Proben sind bei +4° C im Kühlschrank länger haltbar als bei Zimmertemperatur.

Einfrieren der Proben zerstört Blutzellen und Harnsediment. Falls man beabsichtigt, Blutplasma oder Serum über längere Zeit zu konservieren (z. B. selbst angefertigte Standardseren), dann sollten möglichst tiefe Gefriertemperaturen gewählt werden.

Man benötigt im Laborkühlschrank demnach entweder gar kein Gefrierfach oder ein sehr gutes.

1.4.8 Küvetten – Küvettenreagenzien

Bauformen
☐ Rechteck-Küvetten aus Glas, Quarz, Polystyrol
☐ Rundküvetten aus Glas, Polystyrol

Rechteckküvetten aus Glas mit 10 x 10 mm Querschnitt können als Standardausrüstung moderner Photometer gelten.

Schmalere Küvetten benutzt man für Mikromethoden, Quarzküvetten für anspruchsvolle Arbeiten im ultravioletten Bereich des Spektrums.

Die 10 x 10 mm Küvette aus Polystyrol zum Einmalgebrauch ist sowohl im sichtbaren Teil des Spektrums wie auch für UV-Enzymtests brauchbar. Solche Plastik-Küvetten sind kratzempfindlich. Es gibt Qualitätsunterschiede in UV-Durchlässigkeit und Präzision.

Rundküvetten aus Glas werden mit hoher Genauigkeit zu bestimmten Photometertypen (Bio-Dynamics, Dr. Lange, LKB) passend hergestellt. Sie dürfen auf keinen Fall gegen irgendwelche ähnlichen Glaszylinder ausgetauscht werden. Außerdem müssen in der Regel bestimmte Analysenvorschriften und Füllmengen genau eingehalten werden.

Die Handhabung von Rundküvetten ist einfacher als die von Rechteck-Küvetten, die erreichbare Meßgenauigkeit ausreichend. Photometer, die mit Reagenzgläsern als Küvetten arbeiten sollen, sind unbrauchbar für das klinische Labor.

Küvettenreagenzien sind in gelöster Form exakt pipettiert oder in gefriergetrockneter Form in verschlossenen Küvetten zum Einmalgebrauch erhältlich (Übersicht s. Tab. 1.3). Ihr Einsatz erspart Pipettierarbeit, Küvettenreinigung und Verderb selten gebrauchter Reagenzien.

Tab. 1.3 Reagenzien in Einweg-Küvetten (Auswahl aus vet.-med. Sicht)

Bestimmung von	Biodynamics »Unitest«	Dr. Lange »Küvetten-Test«
Bilirubin	Diazo-R.	Diazo-R.
Calcium	Cresolphthalein	GBHA
CK	Farbtest und UV-Test	UV-Test
Glukose	GOD – POD	o-Toluidin oder GOD-UV-Test
Gamma GT		Farb-Test
GOT	Farbtest und UV-Test	UV-Test
GPT	Farbtest und UV-Test	UV-Test
Hämoglobin	Cyanhämiglobin	Cyanhämiglobin
Harnstoff	Urease-Berthelot	Diacetylmonoxim
Kreatinin	Jaffé-R.	Jaffé-R.
Phosphatase, alk.	»Biodynamics«	p-Nitrophenyl-P
Phosphor, anorg.	P-Molybdat	
Protein	Biuret	Biuret

Anmerkung: Mehrere Hersteller liefern Reagenzienpackungen für einen Ansatz, die zwar etwas mehr Pipettieren und eine zusätzliche Küvette erforderlich machen, dem Geübten aber bei Einzelbestimmungen ähnliche Vorteile bieten, wie Küvettenreagenzien (z. B. Boehringer »Monotest«, Merck 1-Test).

1.4.9 Mikroskop

Aufgabenbereiche
☐ Parasitologie (Kot, Hautgeschabsel)
☐ Harnsediment, Spermauntersuchung
☐ Hämatologie (Zellzählung, Differentialblutbild)
☐ evtl.: Bakteriologie, Nachweis von Blutparasiten

Auswahlgesichtspunkte
Unbedingt erforderlich sind (Abb. 1.1):

☐ aufeinander abgeglichene, randscharfe farbkorrigierte Objektive
☐ Kreuztisch und Schärfeeinstellung, bequem bedienbar, spielfreie Funktion
☐ höhenverstellbarer, elektrischer Beleuchtungsapparat.

Auf binokulare Betrachtung kann verzichtet werden, wenn jeweils nur kurze Zeit mikroskopiert wird. Differentialblutbilder kann man notfalls mit starkem Trockensystem und recht gut mit hochvergrößernden, für Metalluntersuchungen konstruierten Objektiven, erarbeiten.

Insgesamt kommt es nicht nur darauf an, daß ein Mikroskop prinzipiell die erforderlichen Eigenschaften hat, sondern daß das Vorhandene perfekt funktioniert. (Vor dem Kauf mit einem Blutausstrich prüfen).

1.4.10 Objektträger, Färbebank

Blutausstriche gelingen nur auf vollkommen fettfrei sauberen Objektträgern. Man kauft sie zweckmäßigerweise derartig vorbereitet. Mißlungene Ausstriche können

Mikroskop

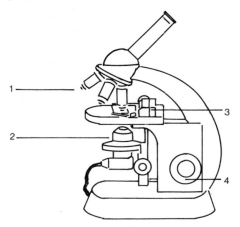

Abb. 1.1 Auswahlgesichtspunkte für das Mikroskop eines tierärztlichen Praxislabors (vor Kauf mit gefärbtem Blutausstrich prüfen): (1) Objektive randscharf und farbkorrigiert aufeinander abgeglichen; (2) Beleuchtung elektrisch, höhenverstellbar; (3) Kreuztisch leicht beweglich, zuverlässige Objektführung, gut bedienbar; (4) Grob- und Feintrieb leicht beweglich, Schärfe zuverlässig einstellbar, gut bedienbar

evtl. abgewaschen und für die parasitologische Diagnostik verwandt werden. Zur Färbung gelegentlich anfallender Präparate genügt es, die Ränder einer rechteckigen Photo-Entwicklerschale mit einer Kramerschiene oder zwei Glasstäbchen färbebankartig zu überbrücken (mit Klebeband befestigen). Man bewegt die Präparate während der Färbung mit einer Objektträger- oder Photopinzette, um Färbung der Finger zu vermeiden [13].

Über dem Spülbecken zu färben, ist wegen der Farbrückstände weniger empfehlenswert. Farbflaschen in Petrischalen als Untersätze stellen.

1.4.11 Photometer

Wirkungsweise und Bestandteile s. Abb. 1.2 sowie [14, 15]

Bauformen

Photometer unterscheiden sich hinsichtlich:

- Lichtquelle: Glühlampe, Halogenlampe (breites Spektrum, kein UV-Licht), Quecksilberdampf-Lampe (Spektrallinien, UV-Licht).
- Lichtzerlegung: Filter (Farbfilter, Interferenzfilter), Monochromator (Prisma, Beugungsgitter).
- Küvettenhalter: einfacher Küvettenschacht, Wechselschlitten, Thermostatanschluß (für Enzymbestimmungen), automatischer Küvettenwechsel.
- Küvettenbauart: Rundküvette (nicht durch Reagenzgläser ersetzbar!), Rechteckküvette (10 x 10 mm = Standard), Durchflußküvette.
- Meßwertanzeige: Extinktionsskala (= Standard), geeichte Spezialskalen, Digitalanzeige, Druckwerk, Meßwertrechner (Mikroprozessor).

Photometer

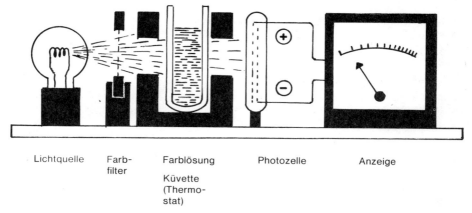

Lichtquelle · Farbfilter · Farblösung Küvette (Thermostat) · Photozelle · Anzeige

Abb. 1.2 Wirkungsweise und Bestandteile eines Photometers (schematisch)

Auswahlgesichtspunkte

Hohe Meßgenauigkeit kann nur mit weitgehend monochromatischem Licht sowie mechanischer und elektrischer Präzision erreicht werden. Noch höherer Aufwand ist erforderlich, wenn für die wissenschaftliche Anwendung Vielseitigkeit oder für Großlabors Automatisierung angestrebt wird.

Für die Praxis eines kleinen Labors sollte bei ausreichender Meßgenauigkeit vor allem Bedienungskomfort bei vereinzelt anfallenden Messungen Vorrang haben. Dieser ergibt sich durch:
☐ Meßwertrechner mit Faktorenspeicher oder
☐ geeichte Skalen mit direkter Meßwertablesung bei gleichzeitiger Verwendung von:
☐ standardisierten Reagenziensätzen bzw.
☐ Küvettenreagenzien.

Der Küvettenhalter sollte stets auch für Standard-Rechteckküvetten passen, um Methoden und Reagenzien wechseln zu können.

Um enzymatische UV-Tests durchführen zu können, muß das Photometer eine ultraviolette Lichtquelle haben. Quecksilberdampflampe und ein Satz Filter erfüllen diese Forderung und liefern außerdem monochromatisches Licht verschiedener Wellenlängen. Die Kombination von Halogenlampe und Interferenzfilter liefert auch monochromatisches, jedoch kein ultraviolettes Licht.

Bedienungsvereinfachung bei Enzymtests ergibt sich durch Kinetikrechner und automatischen Küvettenwechsel. Druckwerke helfen Abschreibe- und Ablesefehler zu vermeiden.

1.4.12 Pipetten

Bauformen (s. Abb. 1.3)
Milliliter-Pipetten
☐ Volumen-Pipetten, Eichung auf Auslauf

20 Ausrüstung des diagnostischen Labors

- ☐ Volumen-Pipetten, Eichung Marke zu Marke
- ☐ Meßpipetten, Graduierung bis Auslauf
- ☐ Meßpipetten, Graduierung vor Auslauf endend
- ☐ Kolben-Milliliter-Pipetten (z. B. Labora »Capilettor«, SMI »Micro-Pettor«)
- ☐ Dosiergeräte, Pipettierautomaten

Mikroliter-Pipetten
- ☐ Kapillar-Pipetten, mit Marke (auch zum Einmal-Gebrauch)
- ☐ Kapillar-Pipetten, mit Überlauf
- ☐ Konstriktions-Pipetten
- ☐ Kolben-Mikroliter-Pipetten
- ☐ pneumatische Mikroliter-Pipetten (z. B. »Eppendorf«, »Brand«)

Misch-Pipetten
- ☐ Kombination von Kapillar- und Volumen-Pipette für hämatologische Zellzählung

Auswahlgesichtspunkte
Zuverlässige Ergebnisse chemischer Bestimmungsmethoden sind nur erreichbar, wenn alle verwendeten Pipetten sauber und genau sind (optimal: geeichte Glaspipetten).

Da die fachgerechte Säuberung von Glaspipetten im kleinen Labor zu großen Aufwand erfordern würde, ist man auf Einweg-Pipetten bzw. Kolben-Pipetten mit

Pipetten

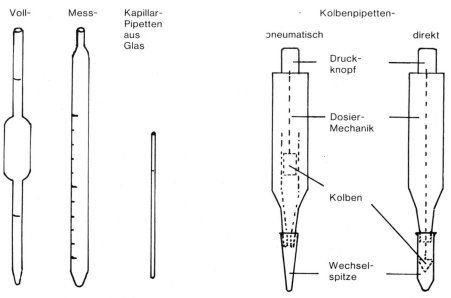

Abb. 1.3 Bauformen der meistgebrauchten Pipetten

auswechselbaren Plastikspitzen angewiesen. Die Präzision (Richtigkeit wie Reproduzierbarkeit) von pneumatischen Pipetten ist im Mikroliterbereich etwas geringer als die hochwertiger Glaspipetten, bei sorgfältiger Handhabung jedoch für klinisch-chemische Bestimmungen ausreichend. Im Milliliter-Bereich sind direkt arbeitende Kolbenpipetten genauer.

Mischpipetten zur hämatologischen Zellzählung (amtlich geeicht, aus Glas) können notfalls mit Leitungswasser gespült und mit Aceton an der Wasserstrahlpumpe getrocknet werden. An die Wasserstrahlpumpe wird dazu mit passendem Zwischenstück ein dünner Schlauch angeschlossen, in den man das Ende der Pipette steckt. Nacheinander werden Reinigungsmittel, Leitungswasser und Aceton angesaugt. Dann die Mischpipette mit dem Finger verschließen, wodurch das Aceton im Vakuum verdunstet. Wenn die Perle beim Schütteln nicht mehr festklebt, ist die Pipette trocken. Dies Verfahren ist für chemische Bestimmungen ungeeignet.

Dosiergeräte arbeiten gut reproduzierbar, aber nur bei Eichung mit einer Analysenwaage richtig. Bei seltener Benutzung klemmen die Kolben durch eingetrocknete Reagenzien.

Meßpipetten aus Plastik werden für serologische Untersuchungen hergestellt. Sie sind für klinisch-chemische Bestimmungen zu ungenau.

1.4.13 Proben – Zentrifugen – Reagenzröhrchen

Zur Entnahme und zum Versand von Blutproben sind Röhrchen von 16 mm Außendurchmesser und 100 mm Länge in der Veterinärmedizin weit verbreitet. Ähnlich wie bei den Pipetten sind Glasröhrchen im kleinen Labor ungeeignet, weil ihre Reinigung in der Regel nicht zuverlässig gelingt.

Plastikröhrchen aus Polystyrol, Polyaethylen oder Polypropylen zum Einmalgebrauch genügen fabrikfrisch allen Ansprüchen. Sie sind auch mit Antikoagulantien präpariert und mit Ansaugvorrichtungen für die Blutentnahme versehen im Handel (Hersteller z. B. Greiner, Sarstedt).

Als Behelf kann man Blutproben mit Plastik-Injektionsspritzen (zum Einmalgebrauch) entnehmen und nach Zuschmelzen des Konus auch transportieren und zentrifugieren.

Glasklare Polystyrol-Zentrifugenröhrchen eignen sich auch für Reagenzienansätze, wenn man bei Zimmertemperatur arbeitet und keine starken Säuren oder Laugen verwendet.

Für diese Fälle, z. B. Erwärmen eines Hautgeschabsels mit Kalilauge, sollten Reagenzgläser zum Einmalgebrauch zur Verfügung stehen.

Probenentnahmegeräte, Versandröhrchen und Röhrchen für Reagenzienansätze sollten untereinander und auf die Einsätze der Laborzentrifuge abgestimmt sein.

1.4.14 Reagenzien und Farbstoffe

Grundsätzlich sollte man im Praxislabor nur mit gebrauchsfertigen Reagenzien und Farbstoffen arbeiten, d. h. auf Methoden verzichten, die eigene Ansätze erforderlich machen würden.

Die Mindestvoraussetzungen für exakte Reagenzienansätze, nämlich zuverlässig gereinigte Glasgeräte (vor allem Pipetten, Meßkolben), Mikro-Waage und einwandfreies Aqua dest. in größerer Menge, sind in der Regel nicht vorhanden. Hinzu kommt die gegenüber stabilisierten Industriepräparaten meist geringere Haltbarkeit selbst hergestellter Lösungen.

Da der Verderb angebrochener Packungen sowohl Kosten verursacht als Unsicherheit in die Ergebnisse bringt, sollte man sich den häufigen Bezug kleiner Mengen und die Kontrolle der gesamten Methode mit Hilfe von Teststandards zur Regel machen. Alte Reagenzien erkennt man nur, wenn Einkaufs- und Anbruchsdatum auf den Packungen vermerkt werden. Reagenzien mit Niederschlägen, Flockenbildung oder Verfärbungen sind zu verwerfen.

1.4.15 Refraktometer

Temperaturkorrigiertes Refraktometer nach Goldberg (»Total Solids Meter«, American Optical Comp., Buffalo, USA, oder entsprechende japanische Instrumente). Ermöglicht Bestimmung des spezifischen Gewichts von Harn (= Dichte) und der Proteinkonzentration von Plasma oder Punktaten [17]. Die Geräte zeigen zwei Skalen. In der Regel gibt eine davon den Brechungsindex nD und die andere entweder spezifisches Gewicht oder Proteinkonzentration an. Es werden aber auch Geräte hergestellt, welche unter Verzicht auf den Brechungsindex gestatten, spez. Gewicht und Protein abzulesen.

1.4.16 Schnelltests

Präparate in Streifen- oder Tablettenform haben die älteren qualitativen Reagenzglasproben weitgehend ersetzt und zusätzliche halbquantitative Untersuchungen am Patienten ermöglicht. Eine Übersicht gibt die Tabelle 1.4. Reaktionsprinzipien, Empfindlichkeit und Störeinflüsse s. [8, 9].

Ebenso wie Reagenzien sollten Schnelltestpräparate nur in kleinen Mengen bezogen werden, da ihre Lagerfähigkeit begrenzt ist. Ältere Restbestände sollten jährlich überprüft werden. Einkaufsdatum auf die Packung schreiben. Im Kühlschrank lagern.

1.4.17 Standardlösungen, Testsera, -Harne, Eichstandards

Standardlösungen: Konzentration einer oder mehrerer Substanzen sowie Lösungsmittel sind genau bekannt.

Verwendung: Erarbeiten eines absoluten Bezugswerts durch gleichzeitige Untersuchung von Probe und Standardlösung.

Testsera, -Harne: Konzentration einer oder mehrerer diagnostisch interessanter Substanzen ist genau bekannt. Das Lösungsmittel enthält die für biologisches Probenmaterial typischen Begleitsubstanzen.

Tab. 1.4 Klinisch-chemische Schnelltests (Auswahl aus vet.-med. Sicht)

Nachweis		Hersteller				
im	von	Ames	Behringwerke	Boehringer	Goedecke	Merck
Harn	Ascorbinsäure			●		
	Bilirubin	●	●	●		●
	Blut	●	●	●		●
	Glukose	●	●	●		●
	Ketonkörper	●	●	●		●
	Nitrit	●	●	●		●
	pH	●	●	●		●
	Protein	●	●	●		●
	Urobilinogen	●	●	●		●
	Magnesium					●
Blut	Glukose	●		●		
	Harnstoff	●				●
Serum	Cholinesterase					●
	Bilirubin	●		●		●
	Harnstoff				●	●
	Lipase					●
	Phosphatase, alk.				●	
Kot	Blut	●		●		

Verwendung: Überprüfung der Richtigkeit und Genauigkeit von Labormethoden.

Eichstandards: Genau bekannte Lösungen, Teilchen-Suspensionen (ggf. auch Graufilter, Gewichte) an denen ohne weitere Arbeitsschritte Messungen durchgeführt werden können.

Verwendung: Prüfung und wenn nötig Korrektur der Genauigkeit und Richtigkeit von Meßgeräten.

Beschaffung und Verwendung

Beim Herstellen von Standards sind außer hochgenauen, geeichten Meßgeräten und Substanzen hoher Reinheit in der Regel Spezialkenntnisse chemischer und technischer Art erforderlich, damit Gehalt und Haltbarkeit gewährleistet sind.

Für das kleine Labor kommt daher nur der Bezug aus dem Handel infrage. Die vorgeschriebenen Lagerungsbedingungen und Haltbarkeitsfristen sind noch sorgfältiger zu beachten als bei Reagenzien. Verfallsdatum **auffällig** an der Packung anbringen.

Durch Verwendung der Standardlösung wird ggf. die Reproduzierbarkeit einer quantitativ verlaufenden chemischen Reaktion erreicht. Mit dem Eichstandard wird das Meßgerät, z. B. Photometer, richtig eingestellt. Alle weiteren Voraussetzungen für richtige Meßwerte (Reagenzien, Reinheit der Probengefäße, Pipettierung, Reaktionstemperatur, Reaktionszeit, Ablesung, Rechnung) werden in regelmäßigen

Abständen, z. B. wöchentlich, im großen Labor täglich überprüft, indem Testsera (-Harne) parallel zu Patientenmaterial untersucht werden.

1.4.18 Thermometer

Obwohl nur eine Temperatur im Labor genau gemessen werden muß, nämlich +25,0° C des Thermostaten, ist ein geeichtes Thermometer (Stempel des Eichamts) von 0 bis +50° C mit Skaleneinteilung von 0,2 oder 0,1° C vorteilhaft, weil damit auch gelegentlich Kühlschrank-, Raumtemperatur, kühl aufbewahrter oder körperwarmer Harn vor Bestimmung des spezifischen Gewichts und die Eichung von Fieberthermometern überprüft werden kann.

Auf die Ablesung an ungeeichten Thermometern (z. B. eingebauten Kontrollthermometern) sollte man sich keinesfalls verlassen.

1.4.19 Thermostat, Wasserbad

Alle chemischen und physikalischen Messungen sind mehr oder minder temperaturabhängig. Eine Umgebungstemperatur von ca. 20° C wird in der Regel stillschweigend vorausgesetzt. Krasse Abweichungen, z. B. durch direkte Sonnenbestrahlung oder Reagenzien von Kühlschranktemperatur sollten auf jeden Fall vermieden werden.

Kinetische Messungen (Enzymaktivität) setzen genaues Einhalten der vorgeschriebenen Reaktionstemperatur voraus. Elektrisch beheizte, temperaturgeregelte Metallblöcke mit passenden Öffnungen für Reaktionsgefäße genügen den Ansprüchen des Praxislabors.

Es ist zu beachten, daß die Messung von Enzymaktivitäten in internationalen Einheiten eine Reaktionstemperatur von 25° C voraussetzt. Zahlreiche ältere Methoden sehen 37° C vor. Die Umrechnung der so ermittelten Werte in internationale Einheiten mit Hilfe von Korrekturfaktoren ist in der Veterinärmedizin problematisch, da die an menschlichen Enzymen bestimmte Temperaturabhängigkeit der Reaktion bei anderen Spezies abweichen kann.

Für genauere Einhaltung der Reaktionstemperatur, besonders bei größeren Untersuchungsserien, verwendet man Wasserbad-Thermostate und an das Wasserbad angeschlossene Küvettenhalter.

Wasserbäder mit Bimetall-Temperaturregelung sind für Enzymbestimmungen wegen großer Temperaturschwankungen und ungenauer Einstellbarkeit ungeeignet. Die Aufstellung von Wasserbädern oder Thermostaten anderer Temperatur als 25° C ist durch Wahl geeigneter Methoden entbehrlich.

1.4.20 Uhr – Wecker – Stoppuhr

Viele chemische Reaktionen aber auch physikalische Vorgänge wie Zentrifugation, Sedimentation und Organfunktionstests am Patienten sind zeitabhängig.

Laborwecker und Schaltuhren helfen, längerdauernde Vorgänge von mäßiger Zeitabhängigkeit zu überwachen (z. B. Färbung, Zentrifugieren, chemische Reaktionen, die einem Endpunkt oder flachen Maximum zustreben).

Wenn das Meßergebnis unmittelbar vom Zeitablauf abhängt (kinetische Messung von Enzymreaktionen, Organfunktionstests) müssen Minuten und Sekunden irrtumsfrei erkennbar sein. Auf mehrere Meter Entfernung ablesbare Labor-Stoppuhren oder elektrische Digitaluhren mit Sekundenanzeige, Wecker und Schalter sind zu empfehlen.

1.4.21 Zählkammern

Man unterscheidet:

☐ Blutzellzählkammern (Leukozyten, Erythrozyten, Spermatozoen), Kammertiefe einheitlich 0,1 mm, Zählnetze unterschiedlich, z. B. nach Neubauer, Türk, Thoma [5,20] (s. Abb. 1.4 u. 2.1).
☐ Fuchs-Rosenthal Zählkammer zur Zählung seltener Zellen (Eosinophile, Liquorzellen), Kammertiefe 0,2 mm.
☐ Bakterienzählkammer (auch für Thrombozyten), Kammertiefe 0,05 oder 0,02 mm,
☐ McMaster Zählkammer für parasitologische Eizählungen

Blutzählkammern sind Präzisionsinstrumente, die nur mit den dazu passenden geschliffenen Deckgläsern verwendet werden dürfen.

Der hohe Arbeitsaufwand für Zellzählungen ist nur gerechtfertigt, wenn durch hochwertige Zählkammer und geeichte Mischpipetten die Voraussetzungen für richtige (nicht nur reproduzierbare) Ergebnisse gegeben sind.

Das Gitternetz der Zählkammer, dessen Maße bekannt sind, kann auch dazu benutzt werden, die Größe von Untersuchungsobjekten direkt oder durch Vergleich mit dem Durchmesser des Gesichtsfeldes zu bestimmen.

1.4.22 Zentrifuge

Bedeutung der Zentrifugalbeschleunigung

Die Trennung von Substanzen verschiedenen spezifischen Gewichts in Flüssigkeiten mit der Zentrifuge dient im klinischen Labor meist der Sedimentation von festen Bestandteilen (Zellen, gefälltes Eiweiß, Blutgerinnsel). Wirksamkeit und Geschwindigkeit dieses Vorganges hängen von der erreichten Zentrifugalbeschleunigung ab. Man gibt diese als Vielfaches der Schwerkraft der Erde g an. Diese errechnet sich aus

☐ Schleuderradius (r) in cm gemessen von Achsenmitte bis Röhrchenboden
☐ Zahl (n) der Umdrehungen pro Minute (U/min)
☐ Zentrifugalbeschleunigung = $r \cdot n^2 \cdot 11{,}18 \cdot 10^{-6}$ g

Dies bedeutet, daß eine Zentrifuge nicht allein nach Zahl der Umdrehungen pro Minute beurteilt werden kann. Diese ist allerdings der entscheidende Faktor, da n^2

Zählnetz nach Türk

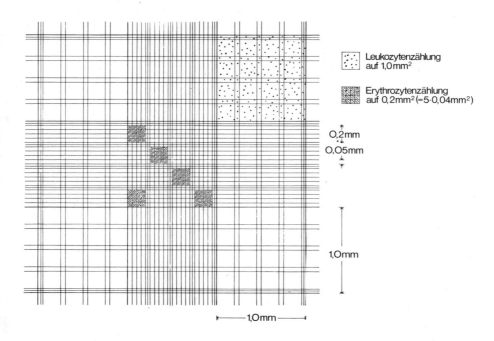

Zählnetz nach Thoma (»Neu«)

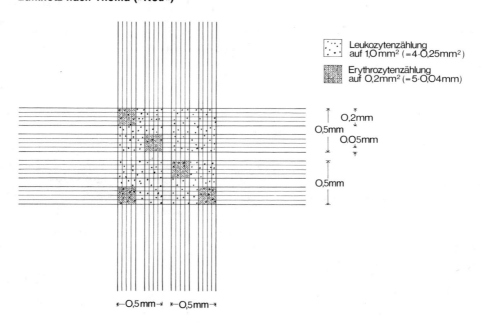

wirksam wird und der Radius r stets in der Größenordnung von etwa 10 cm liegt. Als Schätzwert der Zentrifugalbeschleunigung einer Zentrifuge ergibt sich daher $n^2 \cdot 10^{-4}$ g (Für Nichtmathematiker: Quadrat der Umdrehungszahl pro Minute geteilt durch 10 000).

Hämatokrit Zentrifuge
Der Zusammenhang zwischen Zentrifugalbeschleunigung und Sedimentationsgeschwindigkeit sowie der erreichten Packungsdichte wird beim Hämatokritverfahren besonders deutlich [13, 20].

Für das Mikro-Hämatokrit-Verfahren soll das Produkt aus Zentrifugalbeschleunigung (g) und Zeit (min) etwa 80 000 betragen, um annähernd 100 % Packungsdichte zu erreichen (z. B. 4 min · 20 000 g). Eine Zentrifuge mit 10 cm Radius muß etwa 14 000 U/min erreichen, damit 20 000 g wirksam werden.

Bei der Wintrobe-Methode wird mit 1400 g 15 min zentrifugiert. Dies erfordert bei 10 cm Radius etwa 4000 U/min. Da sich dann noch 5 % Plasma zwischen den Erythrozyten befindet, beträgt die Packungsdichte 95 %.

Sedimentgewinnung für Mikroskopie
Während für alle Trennvorgänge (Plasmagewinnung, Eiweißfällung, Hämatokrit) schnelles Erreichen hoher Packungsdichte vorteilhaft ist, wäre dieses Zusammenpressen für Harnsediment, Liquorzellen und Räudemilbenproben schädlich. Hier zentrifugiert man mit ca. 2000 U/min (entspricht etwa 500 g) 10 Minuten lang.

Arbeitsköpfe der Zentrifuge
Man unterscheidet:
☐ Einsätze mit **ausschwingenden Probenbechern.** Sie eignen sich für Probenröhrchen 16 x 100 mm und Wintrobe Hämatokritröhrchen.
☐ **Winkel-Arbeitsköpfe,** Verwendung meist für kleinere verschließbare Plastik-Probenröhrchen.
☐ **Mikro-Hämatokrit Arbeitsköpfe,** tellerförmig mit radspeichenartig angeordneten Hämatokritkapillaren.

Abgesehen von Ultrazentrifugen, deren Arbeitsköpfe im Vakuum laufen, werden hohe Umdrehungsgeschwindigkeiten nur von Winkel-Rotoren oder Mikro-Hämatokrit-Arbeitsköpfen erreicht, während ausschwingende Probenbecher durch den Luftwiderstand gebremst werden.

Alle Arbeitsköpfe müssen symmetrisch belastet werden, um Beschädigung der Achslager zu vermeiden. Moderne Zentrifugen sind in dieser Hinsicht etwas unempfindlicher. Probenröhrchen aus Glas müssen trotzdem gegeneinander ausgewogen werden, da bereits leere Röhrchen verschieden schwer sind. Plastikröhrchen sind gleichmäßiger herstellbar und leichter. Hier genügt meist ein gleichhoher Flüssigkeitsspiegel nach Augenmaß.

Abb. 1.4 Die meisten Zählnetze für Blutzellen ähneln dem nach TÜRK. Sie haben 3 x 3 = 9 Felder von 1 mm², die zur Leukozytenzählung geeignet sind, und Gruppen von 4 x 4 = 16 kleinsten Quadraten von 0,0025 mm² zur Erythrozytenzählung. Das Zählnetz nach THOMA (»neu«) ist sehr übersichtlich, gestattet aber die Leukozytenzählung nur auf 1 mm². Die Leukozytenzählung nach dem »Unopette«-Verfahren oder im Liquor cerebrospinalis ist damit nicht möglich, weil zu wenig Zellen erfaßt werden (vgl. 3.3 und 4.3)

1.5 Literatur zur Arbeit im klinischen Laboratorium

Neben den Arbeitsanweisungen, die von Geräte- und Reagenzienherstellern mitgeliefert werden, gibt es Firmenschriften, deren Thematik über die Produktinformation hinausgeht. Sie bieten eine wertvolle Ergänzung der im Buchhandel käuflichen Literatur.

Das folgende Verzeichnis erfaßt die deutschsprachigen und einige angloamerikanischen Nachschlagewerke über klinische Labordiagnostik in der Veterinärmedizin sowie eine Auswahl humanmedizinischer Bücher, die über Methoden informieren. Die meisten davon werden in späteren Abschnitten nochmals als Quelle für Einzelinformationen zitiert. Diese Übersicht ist als Beispiel für eine Handbibliothek aufzufassen.

1. BOEHRINGER, 1979: Laboruntersuchungen für die Diagnose und Verlaufskontrolle, Mannheim: Boehringer.
2. CHRISTOPH, H. J. u. H. MEYER, 1971: Arbeitsmethoden des Laboratoriums in der Veterinärmedizin, Klinisches Laboratorium, Leipzig: S. Hirzel.
3. DÜRR, M. u. W. KRAFT, 1975: Kompendium der klinischen Laboratoriumsdiagnostik bei Hund, Katze, Pferd. Hannover: M. u. H. Schaper.
4. DUNCAN, J. R. u. K. W. PRASSE, 1977: Veterinary laboratory medicine, clinical pathology, Ames: Iowa State University Press.
5. HALLMANN, L., 1966: Klinische Chemie und Mikroskopie. 10. Aufl. (Neuauflage 1979) Stuttgart: G. Thieme.
6. KANEKO, J. J. u. C. E. CORNELIUS, 1970: Clinical Biochemistry of domestic animals, Vol. 1, Vol. 2, 2. ed., New York–London: Academic Press.
7. KRAFT, H., 1964: Labormethoden der Veterinärmedizin bei Haussäugetieren. 2. Aufl., München: Ludwig-Maximilians-Universität.
8. KUTTER, D., 1969: Schnelltests für den praktischen Arzt und das klinische Laboratorium, 3. Aufl. München – Berlin – Wien: Urban & Schwarzenberg.
9. LEYBOLD, K. u. E. GRABENER, 1976: Praxis-Laboratorium, 7. Aufl., Stuttgart: G. Thieme.
10. MEDWAY, W., J. E. PRIER u. J. S. WILKINSON, 1969: A textbook of veterinary clinical pathology. Baltimore: The Williams and Wilkins Co.
11. MERCK, 1974: Klinisches Labor, 12. Aufl., Darmstadt: E. Merck.
12. MERCK (o. J.): Labordiagnostik in der Tiermedizin. Darmstadt: E. Merck.
13. NIEPAGE, H., 1974: Methoden der praktischen Hämatologie für Tierärzte. Berlin – Hamburg: P. Parey.
14. RICHTERICH, R. u. J. P. COLOMBO, 1978: Klinische Chemie, 4. Aufl., Basel: S. Karger.
15. RICK, W., 1977: Klinische Chemie und Mikroskopie. 5. Aufl., Berlin – Heidelberg – New York: J. Springer.
16. ROSENBERGER, G., 1977: Die klinische Untersuchung des Rindes. 2. Aufl., Berlin – Hamburg: P. Parey.
17. SCHALM, O. W., N. C. JAIN u. E. J. CARROLL, 1975: Veterinary hematology. 3rd. ed. Philadelphia: Lea and Febiger.
18. SCHMIDT, E. u. F. W. SCHMIDT, 1976: Kleine Enzym Fibel. 2. Aufl. Mannheim: Boehringer.
19. SPÖRRI, H. u. H. STÜNZI, 1969: Pathophysiologie der Haustiere. Berlin – Hamburg: P. Parey.
20. STOBBE, H., 1968: Untersuchungen von Blut und Knochenmark. Berlin: VEB Verlag Volk und Gesundheit.
21. WENDT, F., 1974: Kleines Vademecum haematologicum Nordmark. Hamburg: Nordmarkwerke GmbH.
22. WIRTH, D., 1950: Grundlagen einer klinischen Hämatologie der Haustiere. Wien: Urban & Schwarzenberg.

1.6 Bezugsquellenverzeichnis

Die hier beispielsweise aufgeführten Adressen sollen die Beschaffung von Laborausrüstung erleichtern. Die Aufnahme in das Verzeichnis hat keine bewertende Bedeutung. Ergänzend wird auf den Anzeigenteil am Ende des Buches verwiesen.

Aqua dest., steril in Flaschen
B. Braun AG, 3508 Melsungen, Postf. 110
Dr. E. Fresenius KG, 6380 Bad Homburg, Postf. 46

Anticoagulantien, Heparin-Na:
Nordmark-Werke, 2082 Uetersen/Holst.
C. Roth, 7500 Karlsruhe

ÄDTA, Citrat, Oxalat
E. Merck, 6100 Darmstadt, Postf. 41 19

Hämatokrit-Kapillaren
R. Brand, 6980 Wertheim, Postf. 310

Kolbenpipetten
Eppendorf Gerätebau Netheler + Hinz, 2000 Hamburg 63, Barkhausenweg
Labora, 6800 Mannheim, Sandhofener Str. 176
Dr. Lange GmbH, 1000 Berlin 37, Königsweg 10
W. Pabisch KG, 8000 München, Attersestr. 472

Bezugsquellenverzeichnis

Küvettenreagenzien
Biodynamics, 6800 Mannheim, Sandhofener Str. 176
Dr. Lange GmbH, 1000 Berlin 37, Postf. 370 363

Mikroskope
E. Leitz GmbH, 6330 Wetzlar
Carl Zeiss, 7082 Oberkochen, Postf. 35

Photometer
Biodynamics, 6800 Mannheim, Sandhofener Str. 176
Eppendorf Gerätebau Netheler + Hinz
2000 Hamburg 63, Barkhausenweg
Dr. Lange GmbH, 1000 Berlin 37, Königsweg 10
R. Riele KG, 1000 Berlin 28, Kurfürstenstr. 75–79
Carl Zeiss, 7082 Oberkochen, Postf. 35

Pipetten, Glas-Makropipetten, Glas-Kapillarpipetten
R. Brand, 6980 Wertheim, Postf. 310

Plastik-Einwegpipetten, -Einwegröhrchen, -Küvetten
Becton Dickinson, 6900 Heidelberg-Wieblingen
Waldhofer Str. 3
C. A. Greiner, 7440 Nürtingen, Postf. 67
W. Sarstedt, 5223 Nümbrecht-Rommelsdorf

Reagenzien
Boehringer, 6800 Mannheim, Sandhofener Str. 132
Dr. Lange GmbH, 1000 Berlin 37, Königsweg 10
E. Merck, 6100 Darmstadt, Postf. 41 19

Refraktometer
Obladen GmbH, 2000 Hamburg, von-Essen-Str. 50
W. Pabisch KG, 8000 München 60, Atterseestr. 16

Schnelltests
Ames-Diagnostika: Miles GmbH, Sparte Ames
6000 Frankfurt/M., Niederrad
Behringwerke AG, 6230 Frankfurt/M. 80, Postf. 800280
Boehringer, 6800 Mannheim, Sandhofener Str. 132
Gödecke AG, 7800 Freiburg, Postf. 569
E. Merck AG, 6100 Darmstadt, Postfach 4119

Zentrifugen
Compur Electronic GmbH, 8000 München
A. Hettich, 7200 Tuttlingen, Postf. 391
Heraeus-Christ, 3360 Osterode, Postf. 1220

2 Untersuchung von Erythrozyten und Blutplasma

2.1 Einleitung

Der Sauerstofftransport durch die Erythrozyten und die Konzentration der Blutplasmabestandteile als Indikator der Flüssigkeitsbilanz im Organismus sind oft von den gleichen Krankheitsprozessen betroffen und werden zum Teil von denselben labordiagnostischen Verfahren erfaßt. Dabei geben die Morphologie und Zahl der Erythrozyten Aufschluß über die Funktion der erythropoetischen Gewebe. Die Leistungsfähigkeit des Sauerstofftransports hängt vom Hämoglobingehalt des Blutes ab. Rückschlüsse auf die Flüssigkeitsbilanz ergeben sich aus der Konzentration von Erythrozyten und Plasmaeiweiß im Blut. Die Kenntnis der Plasma-Elektrolytkonzentration ist für eine gezielte Therapie gestörter Flüssigkeitsbilanz wertvoll.

Diagnostische Hilfsmittel
Die Blutsenkungsreaktion ist als Suchtest für Veränderungen der humoralen wie der zellulären Blutbestandteile anwendbar. Hämatokritwert und Plasmaproteinbestimmung ermöglichen eine erste Unterscheidung, die durch Untersuchung der Erythrozyten im Blutausstrich und die Hämoglobinbestimmung ergänzt wird. Auf die Zählung der Erythrozyten kann meist verzichtet werden. Die Bestimmung von Fraktionen der Plasmaproteine sowie der Plasma-Elektrolyte ist für das Praxislabor zu aufwendig.

2.2 Die Blutkörperchensenkungsreaktion

Prinzip
Das Absinken der Blutzellen einer frischen Blutprobe, welche ungerinnbar gemacht in eine durchsichtige, senkrechte Röhre gefüllt wurde, wird beobachtet. Die Geschwindigkeit dieses Vorganges hängt sowohl von der Zahl und Größe der Blutzellen, ihrer Neigung zur Zusammenballung wie auch der Zusammensetzung des Blutplasmas ab.

Methoden
Von den zahlreichen Varianten des Prinzips sind zwei weit verbreitet.

Nach WESTERGREN wird die Blutprobe 1 + 4 mit isotonischer Zitratlösung verdünnt und 200 mm hoch in eine Röhre gefüllt. Entscheidend für die gute Reproduzierbarkeit der Ergebnisse ist die Verdünnung der Blutprobe. Erfolgt sie wie üblich gleich bei der Blutentnahme, ist die Probe für andere Untersuchungen unbrauchbar. Man kann aber auch mit EDTA behandelte Blutproben nachträglich verdünnen [8, 17].

Nach WINTROBE wird die Blutprobe 100 mm hoch in ein enges graduiertes Zentrifugenröhrchen gefüllt, das zuvor mit trockenem Oxalat präpariert wurde. Nach Feststellen der Senkungsgeschwindigkeit wird zentrifugiert und so im gleichen Röhrchen der Hämatokritwert ermittelt. Sofern das Oxalat nicht stört, können am Blutplasma weitere chemische Untersuchungen folgen [17, 22]. Der Vielseitigkeit der WINTROBE-Methode stehen als Nachteil weniger gut reproduzierbare Ergebnisse gegenüber. Stets sollte die Blutsenkung doppelt angesetzt werden, um zufällige Abweichungen besser zu erkennen.

Sowohl das WESTERGREN- als auch das WINTROBE-Verfahren kann – bei Fehlen der Original-Glasröhrchen – mit Hilfe von Plastikpipetten (zur Insemination von Rindern) durchgeführt werden. Für diese Behelfsmethoden gilt ebenso wie für alle anderen, daß die Ergebnisse nur dann vergleichbar sind, wenn alle Einzelheiten der Untersuchungstechnik gleich waren (Röhrchendurchmesser, Antikoagulans, Verdünnung, Umgebungstemperatur) [19].

Schrägstellen der Senkungsröhrchen (auch ungenaues Senkrechtstellen) beschleunigt den Senkungsvorgang. Da man schneller zu einem Ergebnis kommt, wäre die Schrägsenkung für Tiere mit langsamer Senkungsreaktion vorteilhaft. Es sind aber nur Werte, die bei genau gleichem Neigungswinkel gewonnen wurden, miteinander vergleichbar.

Für das WINTROBE-Verfahren sind in [13, 22] für das Pferd und in [13, 23] für den Hund und die Katze die aufgrund des Hämatokritwertes zu erwartenden Senkungsgeschwindigkeiten zu finden. Ein Vergleich mit dem tatsächlichen Wert ermöglicht eine exaktere Beurteilung der Plasmafaktoren.

Interpretation
Zwei Faktorengruppen beeinflussen im wesentlichen den Verlauf der Senkung:

Plasmafaktoren: Fibrinogen- und Globulingehalt beschleunigen, Albumin verlangsamt die Senkung.

Zellfaktoren: Beschleunigte Senkung findet man bei verminderten Erythrozytenzahlen im Blut. Die Neigung zur Zusammenballung (die auch mit dem Fibrinogengehalt des Plasmas wächst) beschleunigt die Senkung durch Bildung großer Erythrozytenpakete (Geldrollenform).

Junge Erythrozyten (Retikulozyten) sinken langsamer als die übrigen Erythrozyten ab = Schleierbildung. Erhöhte Erythrozytenzahlen verlangsamen die Senkung ebenfalls.

Ein unphysiologischer Verlauf der Blutkörperchen-Senkungsreaktion kann daher sehr verschiedene Ursachen haben, z. B.

Beschleunigung infolge entzündlicher oder infektiöser Prozesse, Pyometra, Anämie, Trächtigkeit. Extreme Beschleunigung bei tumoröser Entartung der Plasmazellen (sehr selten).

Verlangsamung infolge von akuten Leberkrankheiten, starkem Wasserverlust, bei Pferden (auch Hunden) im Training, oder nach Erregung infolge erhöhten Hämatokrits [28].

Mit Hilfe der einfach durchzuführenden Blutsenkungsreaktion kann einerseits der **Verdacht** einer schwerwiegenden inneren Erkrankung bei klinisch gesund erscheinenden Patienten bestätigt werden, zur Diagnose sind dann weitere Methoden anzuwenden. Andererseits kann man den **Verlauf** eines chronischen Krankheitsprozesses anhand wiederholt angesetzter Blutsenkungsreaktionen beurteilen.

Zur Unterscheidung zwischen abnormer Senkungsreaktion infolge von Zellfaktoren oder Plasmafaktoren genügt die Hämatokritbestimmung.
Die tierartlichen Unterschiede in der Senkungsreaktion beruhen auf Zellfaktoren. Pferdeerythrozyten ballen sich rasch zusammen und sind relativ groß – sehr schnelle Senkung. Wiederkäuererythrozyten sind klein und zeigen praktisch keine Zusammenlagerung – sehr langsame Senkung [3].

2.3 Ermittlung des Hämatokritwertes

Prinzip
In einer ungerinnbar gemachten Blutprobe wird der Anteil der Erythrozyten am Volumen der Blutflüssigkeit bestimmt.

Methoden
Die Blutprobe wird in genormten Röhrchen hochtourig zentrifugiert, wodurch die Blutzellen zu Boden sinken und eng aneinander gepreßt werden. Das Volumenverhältnis ergibt sich aus der Höhe des Flüssigkeitsspiegels und der Höhe der Zellsäule im Röhrchen, die an Skalen abgelesen und als Dezimalbruch angegeben werden. Da sich am Übergang von der Erythrozytensäule zur zellfreien Flüssigkeit die Leukozyten absetzen, kann ihr Anteil am Zellvolumen geschätzt werden. Die Färbung des überstehenden Plasmas kann Hinweise auf Hämolyse (rotbraun), Bilirubinämie (gelblich) oder Lipämie (milchig trüb) geben. Die Schätzung der Leukozytenzahl aus dem Hämatokrit ist sehr ungenau. Schichtdicken unter 0,5 % und über 1,5 % sind als abnorm anzusehen (1 % ≈ 10–15 G/l).

Das Wintrobe-Verfahren zur Hämatokritbestimmung hat den Vorteil, keine Spezialzentrifuge zu erfordern. Die auch zur Blutsenkungsreaktion geeigneten Röhrchen werden mit Spritze und Kanüle, die bis zum Röhrchenboden reicht, blasenfrei auf genau 100 mm gefüllt und bei 1400 g 15 Minuten zentrifugiert (ausschwingende Becher erforderlich, Winkelkopf unbrauchbar, s. auch 1.4 Zentrifuge). Nachteil: es verbleiben etwa 5 % Plasma in der Blutsäule, dieser Fehler ist beim Pferd und Hund geringer als bei Wiederkäuern und ergibt einen etwa 2 % zu hohen Hämatokritwert [15, 17, 22, 29]. Das Reinigen der Röhrchen kann bei Verwendung von Plastikpipetten entfallen [19].

Für das **Mikro-Hämatokritverfahren** ist eine hochtourige Spezialzentrifuge erforderlich. Glaskapillaren zum Einmalgebrauch füllen sich beim schrägen Eintauchen ins Blut ohne Ansaugen. Sie werden durch Einstechen in eine Kittmasse geschlossen, können auch am blutfreien Ende zusammengeschmolzen werden. Nach 4–5 Minuten wird 100 % Packungsdichte der Erythrozyten erreicht. Vorteile: exakte Werte, kleine Probenmenge. Beurteilung der Plasmafärbung und der Leukozytenschicht mit der Lupe. Ablesung des Hämatokritwertes unabhängig von der Füllhöhe mit Spezialskala [17, 22, 29]. Näherungsweise kann der Hämatokritwert auch durch Impedanzmessung in einer mit Blut gefüllten Kapillare (Vorteil: sofortige Ablesung) oder mit elektronischen Zellzählern (Vorteil: kein gesonderter Arbeitsgang an der Zentrifuge) ermittelt werden.

Tab 2.1 Normalwerte der Erythrozyten[1])

SI Einheit (alte Einheit)	Hund	Katze	Pferd	Kalb	Rind	Schaf[2]	Schwein
Hämatokrit l/l (%)	0,40–0,56 (40–56)	0,24–0,47 (24–47)	0,30–0,54 (30–54)	0,22–0,44 (22–44)	0,28–0,38 (28–38)	0,28–0,40 (28–40)	0,33–0,45 (33–45)
Hämoglobin g/l (g/100 ml)	140–200 (14–20)	80–173 (8,0–17)	100–180 (10–18)	85–135 (8,5–14)	90–140 (9,0–14)	90–130 (9,0–13)	108–148 (11–15)
Erythrozyten G/l (10^6/mm^3)	5,5–8,5 5,5–8,5	5,0–10 5,0–10	6,0–11 6,0–11	5,0–9,7 5,0–9,7	5,0–10 5,0–10	8,0–13 8,0–13	5,8–8,1 5,8–8,1

[1]) DVG-Arbeitswerte in der Laboratoriumsdiagnostik »weiter« Normalbereich s. 9.3.5
[2]) Normalwerte der Klinik für kleine Klauentiere, Hannover

Diagnostische Bewertung

Erhöhter Hämatokrit bei physiologischem Plasmaproteingehalt:
☐ Milzentspeicherung: durch Erregung, Anstrengung auch nach geringem Blutverlust (rasche Rückkehr zur Norm).
☐ Erythropoetinwirkung auf die Hämatopoese durch Sauerstoffmangel im Blut: chronische Kreislauf- oder Lungenschäden [9], Gebirgsaufenthalt [31], auch Pferde, Hunde im Training.
☐ Polyzythämia vera: enthemmte Erythropoese, sehr selten (Hund, Rind) [9, 22].

Erhöhter Hämatokrit mit Hyperproteinämie:
☐ Dehydratation durch Flüssigkeitsverlust oder Dursten (= Hämokonzentration).

Erniedrigter Hämatokrit bei physiologischem Plasmaproteingehalt:
☐ alle Anämien außer Blutungsanämie und Eiweißmangelernährung: aplastische A., haemolytische A., Eisenmangelanämie.

Erniedrigter Hämatokrit mit Hypoproteinämie:
☐ Blutungsanämie (Verdünnungseffekt erst nach 2–3 Stunden, vorher nur verringertes Blutvolumen).
☐ Mangelernährung, besonders Protein.
☐ Chronische Organkrankheiten: Hepatopathie, Nephritis, Leukose.
☐ Trink-Hämoglobinurie: zunächst durch Quellung vermehrtes Erythrozytenvolumen, dann Erniedrigung durch Hämolyse (bei Rindern, Schafen).
☐ Hämatokrit beim Huhn [11].

2.4 Bestimmung der Plasma-Proteinkonzentration

Prinzip
Der Proteingehalt des Blutplasmas oder -serums wird photometrisch oder refraktometrisch bestimmt. Die Proteinkonzentration im Serum ist etwa 2 g/l niedriger als im Plasma (Rind 5 g/l). Es genügt, diesen geringen Unterschied rechnerisch zu berücksichtigen.

Methoden

Messung im Photometer nach Biuret-Farbreaktion [21] oder mit dem Refraktometer. Zur Umrechnung des Brechungsindex nD in g/l Eiweiß dient Tabelle 2.2 [8, 22]. Lipämie, Hämolyse und extrem erhöhte Blutzucker- oder Cholesterinkonzentration ergeben zu hohe Ablesungen, Bilirubin stört nicht. Zur refraktometrischen Bestimmung genügt die Plasmasäule im Mikro-Hämatokrit-Röhrchen (vorsichtig abbrechen, mit Spritze ausblasen).

Diagnostische Bewertung

☐ Physiologische Werte: bei Neugeborenen < 50 g/l, später etwa 60–80 g/l (s. Normalwerte 3.3.5), Jungtiere im unteren, ältere im oberen Normbereich. Hoher Blutdruck erhöht die Plasmaproteinkonzentration, falls durch Erregung bedingt, steigt der Hämatokrit stärker (Milzentspeicherung) [5, 22].

☐ Hyperproteinämie: Dehydratation (erhöhter Hämatokrit); hochgradige Immunreaktion (normaler Hämatokrit).

☐ Hypoproteinämie (meist mit erniedrigtem Hämatokrit): Mangelernährung; nephrotisches Syndrom, gastrointestinaler Proteinverlust [27 s. auch 2.4.10]; Blutverlust (erst nach 3 Stunden beginnend); Trink-Hämoglobinurie (auch bei Hyperhydratation ohne auffallende Hämolyse z. B. nach Infusionen); chronische Hepatopathie, hochgradige Leukose (oft durch gleichzeitige Dehydratation kompensiert).

Tab. 2.2 Umrechnung des Brechungsindex nD des Refraktometers in g/l Protein nach [8]

Brechungsindex nD bei 20° C	Protein g/l
1.343	4 2
44	4 6
45	5 1
46	5 7
47	6 2
48	6 7
49	7 2
1.350	7 8
51	8 2

Fehler durch Plasmafärbung [22] und eigene Ergebnisse:
Der Einfluß von Hämolyse oder Bilirubinämie ist unbedeutend und liegt im Bereich des Meßfehlers.
Bei Lipämie werden zu hohe Werte abgelesen.

Anmerkung: Es sind auch Proteinkonzentrationen unter 40 g/l bis etwa 20 g/l mit dem Hand-Refraktometer meßbar, die in der Tabelle nicht aufgeführt sind. 25 g/l entsprechen z. B. einem spez. Gewicht von 1,018 [22]. Rechnerische Ermittlung: (Brechungsindex − 1,335) · 5150 = g/l Protein.

2.5 Bestimmung von Plasma-Proteinfraktionen

Prinzip
Durch Ausfällung und getrennte photometrische Bestimmung oder Elektrophorese, für wissenschaftliche Untersuchungen auch Gelfiltration oder Ultrazentrifugation werden die verschiedenen Plasmaeiweiße quantitativ bestimmt und diagnostisch bewertet.

Methodik
Standardverfahren in der Humanmedizin ist die Serumelektrophorese, in Verbindung mit der Gesamteiweißbestimmung nach der Biuret-Methode. Da diese für die veterinärmedizinische Praxis zu aufwendig ist, wurden zur Fibrinogenbestimmung die Hitzepräzipitation und zum Nachweis erhöhter Konzentrationen von Immunglobulin G (= γ Globulin) die Jodpräzipitation eingesetzt. Die Reproduzierbarkeit einfacher Fällungsreaktionen ist jedoch unbefriedigend [18, 22, 30], vgl. auch 5.6 und [5, 17, 28 in 2.1.8].

Diagnostische Bewertung
Erhöhtes Immunglobulin G ist als Symptom gesteigerter humoraler Immunität, verringertes Albumin als Folge eines Leberschadens zu erwarten [14]. Mangel an Immunglobulin G bei Jungtieren hat erhöhte Infektionsanfälligkeit zur Folge. Eine erhöhte Fibrinogenkonzentration wird besonders beim Rind im Verlauf chronischer Entzündungen gefunden [22].

2.6 Bestimmung des Hämoglobingehaltes

Prinzip
Der Hämoglobingehalt einer Blutprobe wird durch Hämolyse freigesetzt und nach Überführen in einer stabile Verbindung photometrisch gemessen.

Methoden
International anerkanntes Standardverfahren ist die Bestimmung als Cyan-Hämoglobin. Die Messung erfolgt in einem elektrischen Photometer. Einzelheiten s. Angaben der Reagenzienhersteller und [21]. Zur Hämoglobinbestimmung im Vogelblut müssen nach Cyan-Reaktion die kernhaltigen Blutschatten abzentrifugiert werden, sonst entstehen zu hohe Werte durch Trübung [2].

Interpretation des Hämoglobingehaltes
Da die Leistungsfähigkeit der Erythrozyten beim Sauerstofftransport vom Hämoglobingehalt des Blutes abhängt, sind subnormale Werte das entscheidende Merkmal aller Anämien. Grenzen der Normalbereiche in Tab. 2.1.

Für die Differenzierung der Anämieformen sind in der Humanmedizin folgende **Erythrozytenindices** entwickelt worden:

36 Untersuchung von Erythrozyten und Blutplasma

MCV: **m**ittleres **c**orpuskuläres **V**olumen

$$MCV = \frac{\text{Hämatokrit (l/l)}}{\text{Erythrozytenzahl (T/l)}} \qquad \text{Maßeinheit: fl (Femtoliter)} \\ \text{(früher } \mu^3\text{)}$$

MCH: **m**ittlerer **c**orpuskulärer **H**ämoglobingehalt

$$MCH = \frac{\text{Hämoglobin (g/l)}}{\text{Erythrozytenzahl (T/l)}} \qquad \text{Maßeinheit: pg (Pikogramm)} \\ \text{(früher } \mu\mu g\text{)}$$

MCHC: **m**ittlere **c**orpuskuläre **H**ämoglobin**c**onzentration

$$MCHC = \frac{\text{Hämoglobin (g/l)}}{\text{Hämatokrit (l/l)}} \qquad \text{Maßeinheit: g/l} \\ \text{(früher g/100 ml oder %)}$$

Von diesen Indices werden MCV und MCH in der Veterinärmedizin wenig verwandt, weil sie von der aufwendigen und ungenauen Erythrozytenzählung und den tierspezifisch unterschiedlichen Zellgrößen abhängig sind [16]. Die in ihnen enthaltene Information über Größenabweichungen der Erythrozyten erhält man auch aus dem Blutausstrich. Sogenannte hyperchrome Anämien sind auch bei Vitamin-B_{12}-Mangel der Haustiere nicht zu erwarten.

Eine praktische Bedeutung hat der schnell und exakt bestimmbare MCHC-Wert, welcher bei hypochromer Anämie unter 300 g/l sinkt. Vereinfacht sollte Hämoglobin : Hämatokrit nicht unter 1/3 betragen.

Eine übermäßig hohe MCHC ist physiologisch nicht möglich. Bei Hämolyse wird das Hämoglobin im Plasma mitgemessen, wodurch sich ein zu hoher MCHC-Wert errechnet [5].

2.7 Zählung der Erythrozyten

Prinzip
Die Zellzahl in einer Blutprobe wird nach Verdünnung mit einer isotonischen Lösung bestimmt. Leukozyten werden mitgezählt, können aber wegen des geringen Anteils an der Gesamt-Zellzahl unberücksichtigt bleiben. Thrombozyten stören die Zählung nicht.

Methoden
1. Zählkammerverfahren
Blut wird mit einer Spezialpipette 1 : 200 mit Hayemscher Lösung (NaCl 1,0 %, Na_2SO_4 2,5 %, $HgCl_2$ 0,25 % – Vorsicht, giftig!) oder Gowers-Lösung verdünnt und in einer Zählkammer mikroskopisch ausgezählt (starkes Trockensystem, enge Blende, da Nativpräparat). Registrierung mit Hand-Zählwerk vorteilhaft. Zählkammern haben alle gleichen Inhalt, aber verschiedene Einteilung – Zählnetze –. In der Türk-Kammer zählt man 80 der kleinsten Quadrate aus, die jeweils 1/400 mm² groß sind (Abb. 1.4 u. 2.1), [8, 29].

Aus der Verdünnung der Blutprobe 1 : 200, Höhe der Zählkammer 0,1 mm, ergibt sich, daß die Zahl der registrierten Erythrozyten mit 10^{10} multipliziert werden muß, um die Erythrozytenzahl pro Liter Blut zu erhalten. Fehlerquellen bei der Zählkammermethode s. [3] in 3.6.

Zählung der Erythrozyten 37

Zählkammer und Mischpipette

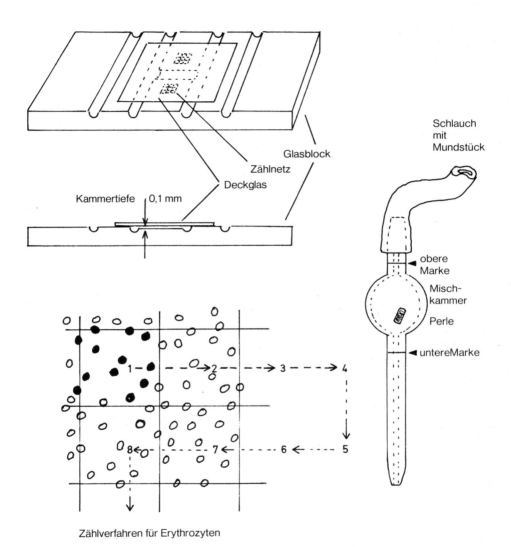

Abb. 2.1 Ausrüstung und Prinzip der Erythrozytenzählung mit der Zählkammer. Arbeitsanleitungen s. [8, 17, 29]. Unten links: Ausschnitt des Zählnetzes mit Erythrozyten. Im Feld 1 werden die schwarz dargestellten Zellen gezählt, welche innerhalb des Feldes und auf der linken und oberen Begrenzung liegen. So vermeidet man Doppelzählung.

2. Automatische Zählgeräte

(z. B. Coulter-Counter) registrieren Partikel, die eine Zählzone durchwandern, elektrisch oder photoelektrisch [20, 32] in 3.6. Nur bei Serienuntersuchungen wirtschaftlich einsetzbar.

Mit elektronischen Zählgeräten kann auch die Variationsbreite und Häufigkeitsverteilung unterschiedlicher Erythrozytendurchmesser in einer Blutprobe bestimmt werden, die als sogenannte Price-Jones-Kurve dargestellt wird. Diese mußte man früher durch Messung der Erythrozytendurchmesser im gefärbten Blutausstrich gewinnen.

3. Messung der Erythrozytendichte im Photometer

Da nicht die einzelnen Erythrozyten gezählt werden, sondern die Trübung einer Suspension von Partikeln bestimmt wird: recht unzuverlässig. Wegen unterschiedlicher Erythrozytengröße müßten für jede Tierart besondere Eichkurven verwendet werden.

4. Schätzung der Erythrozytenzahl aus dem Erythrozytenvolumen (= Hämatokrit)

Wenn Normozytose (s. Blutausstrich) vorliegt und bei Beachtung der Größenunterschiede der Erythrozyten verschiedener Tierarten kann die Erythrozytenzählung unter Praxisbedingungen weitgehend durch den Hämatokritwert ersetzt werden.

Interpretation

In Verbindung mit der Hämoglobinbestimmung, dem Hämatokritwert und dem Differentialblutbild trägt die Erythrozytenzählung zur Differenzierung der verschiedenen Anämieformen bei. Die dabei maßgeblichen Gesichtspunkte sind im Abschnitt 2.6 Interpretation des Hämoglobingehaltes und 2.9 Ätiologie und Differentialdiagnose der Anämie dargelegt.

Aus dem dort Gesagten ergibt sich, daß die Erythrozytenzahl pro Liter Blut zwar ein sehr anschauliches Maß für Veränderungen im roten Blutbild ist, für sich allein jedoch nur begrenzte diagnostische Aussagen zuläßt. Abgesehen vom Arbeitsaufwand ist die Zählung in der Zählkammer außerdem mit erheblich größeren Fehlern behaftet als die Hämatokrit- und Hämoglobinbestimmung.

2.8 Gestalt und Färbung der Erythrozyten

Prinzip

Die Morphologie der Erythrozyten wird im gefärbten Blutausstrich (s. Differenzierung der Leukozyten 3.2) mikroskopisch untersucht.

Methoden

Qualitative Beurteilung (im dünn auslaufenden Ende des Ausstrichs)

Größe
☐ einheitlich = physiologisch : Normozytose
☐ auffallend ungleich = Anisozytose, bei Haustieren entweder durch zu kleine Ery-

throzyten (Mikrozyten) oder größere polychromatische Zellen bedingt. Mäßige A. beim Rind physiologisch.
☐ Speziesunterschiede des Erythrozytendurchmessers: Schaf, Ziege: 4–5 μm (= kleinste E.); Hund, Mensch: 7–8 μm (= größte E.).

Form
☐ runde Scheibe: physiologisch.
☐ unregelmäßig gestaltet (bei regelloser Lage im Ausstrich): Poikilozytose.
☐ gleichgerichtete Verformung: Kunstprodukt beim Ausstreichen.
☐ unregelmäßig gezackter Rand: Stechapfelform = Kunstprodukt durch langsames Trocknen des Ausstrichs.
☐ regelmäßige Aneinanderlagerung: Geldrollenbildung: speziesabhängig Pferd, schwach auch Katze und Hund.
☐ Speziesunterschiede: Kamel, Lama oval, Vogelerythrozyten oval mit Kern.

Färbung (Pappenheim-Methode)
☐ rosarot: physiologisch.
☐ bläulichrosa-grau: Polychromasie. Einzelne, meist etwas größere junge Zellen, die noch RNS enthalten.
☐ blaßrosa: Oligochromasie, Hämoglobinmangel oder zu starke Wässerung beim Färben.
☐ einheitliche bläuliche oder orangerote Färbung aller Zellen: Farbfehler durch Wasser pH.

Innenstrukturen
☐ keine: physiologisch. Mäßige zentrale Aufhellung bei Hund und Kazte (= Anulozyten).
☐ basophil, regelmäßig: Kernreste (= Jolly Körper); Blutparasiten; Ribosomenreste (= basophile Tüpfelung).
☐ schwarz-violett unregelmäßig: auf und neben den Zellen: Farbflocken.
☐ nur bei Spezialfärbung: RNS-Reste in Reticulozyten, Heinz-Körper = Hämoglobinderivate.

Quantitative Beurteilung (unter Bezug auf Leukozyten oder Erythrozytenzahl):
☐ Normoblasten: Kernhaltige Erythrozyten, werden bei der Leukozytendifferenzierung getrennt gezählt. Im physiologischen Blutausstrich nicht zu finden.

Morphologie der Normoblasten
Normoblasten sind normal große aber kernhaltige Erythrozyten. Der Kern ist schwarz-braun dicht ohne erkennbare Struktur oder von radspeichenförmigen Rissen durchzogen. Er hat meist den halben Durchmesser eines Erythrozyten, kann aber fast die Größe eines nacktkernigen Lymphozyten erreichen.

Das Plasma hat die Farbe der übrigen Erythrozyten oder ist (besonders bei Eisenmangelanämie) bläulich (polychromatisch). Die Normoblasten sind oft im Ausstrich nicht gut erhalten, das Plasma ist zerfetzt und fehlt ganz. Entscheidend für die Beurteilung ist der typische Kern. Siehe auch Abb. 3.3 Entwicklung der Blutzellen.

Unterschiede zum Lymphozyten
Abgesehen von der Größe des Kerns ist beim Lymphozyten immer eine Kernstruktur aber ohne »Risse« zu erkennen. Das Lymphozytenplasma ist fein bläulich granuliert, evtl. mit Azurgranula, die in der Pappenheim-Färbung tief**rot** sind. Normoblasten haben niemals Granula im Plasma. Die polychromatische Färbung ist vollkommen gleichmäßig.

☐ Reticulozyten: junge Erythrozyten mit netzartigen RNS-Resten, die bei Pappenheim-Färbung **nicht** zu sehen sind. Testsimplet (Boehringer) oder besondere Reticulozyten-Färbung. Reticulozyten ≈ polychromatische Erythrozyten [1]. Auftreten: Hund 1 % normal, Rind nur bei starker Neubildung, Pferd nie.

☐ Thrombozyten: kleiner als Erythrozyten, blaß mit violetten Flecken. 1 Thrombozyt pro 20 Erythrozyten im Ausstrich = physiologisch.

Diagnostische Bewertung
☐ Anisozytose mit Mikrozyten und Poikilozyten, Polychromasie und Normoblasten: Eisenmangelanämie, chronischer Blutverlust. (MCHC stets niedrig = hypochrome A.).

☐ Anisozytose mit Makrozyten normaler Färbung, Vitamin B_{12}, Folsäure, Kobalt-Mangel, Leberzirrhose, chron. Gastroenteritis (selten).

☐ Polychromasie und vermehrte Reticulozyten treten 2–3 Tage nach plötzlicher Anregung der Erythropoese (Blutung, Hämolyse) auf, erreichen nach 7 Tagen Maximum (MCHC normal); Fortdauer über 2 Wochen weist auf eine chronische Ursache hin (MCHC erniedrigt).

☐ Normoblasten sind wie Polychromasie und Reticulozyten Anzeichen einer regenerativen Reaktion des Knochenmarks. Beim Hund werden sie bei hämolytischen Anämien und inneren Blutungen, nicht aber bei Blutverlust nach außen gefunden [10].

☐ Hypochromasie der einzelnen Erythrozyten: Chronischer Blutverlust und Eisenmangel.

☐ Abwesenheit von Regenerationssymptomen (Polychromasie, Reticulozyten, Normoblasten) bei niedrigem Hämatokritwert: aplastische Anämie (Plasmaprotein oft normal), bis zu 3 Tage nach akutem Blutverlust oder Hämolyse (Plasmaproteingehalt herabgesetzt).

2.9 Ätiologie und Differentialdiagnose der Anämie

Übersichten allgemein [5, 22], Hund [10], Rind [21]

Akute Blutungsanämie
Ursachen
☐ Trauma oder chirurgischer Eingriff,
☐ Cumarinvergiftung,
☐ Adlerfarnvergiftung der Rinder.

Befunde
☐ bis zu 3 Stunden nach Beginn der Blutung: keine veränderten Blutwerte außer Leukozytenreaktion.
☐ 3 Stunden bis 3 Tage: Niedriger Hämatokrit bei normaler MCHC, Hypoproteinämie, Erythrozyten im Ausstrich unverändert, reaktive Leukozytose und/oder Linksverschiebung.
☐ 2–7 Tage: Regenerationsanzeichen an den Erythrozyten, Hypoproteinämie.
☐ 2. Woche: Normalisierung [4, 5, 13, 22, 32].

Chronische Blutungsanämie
Ursachen
☐ Gastrointestinale Blutungen,
☐ Sickerblutung aus Tumorgewebe,
☐ Vitamin K, Protrombinmangel,
☐ Hämophilie, Thrombozytopenie,
☐ Blutsaugende Parasiten.

Befunde
☐ Niedriger Hämatokrit und MCHC-Wert,
☐ Regenerationsanzeichen an den Erythrozyten.
☐ Blutverlust nach außen (auch gastrointestinaler) hat stärkere Symptome zur Folge als innere Blutung, da Protein und Eisen verloren gehen. Bei Fortbestehen treten Anzeichen des Eisenmangels: Hypochromasie, Mikrozytose hinzu. Fehlende Regenerationszeichen sind als Erschöpfung des Knochenmarks im Endstadium zu deuten.

Haemolytische Anämie
Ursachen
☐ Blutparasiten [6], Bakterien, Viren;
☐ Kupfer-, Blei- [33], Methylenblau- (Katze) [24], Kohl-, Zwiebel-, Schlangenbißvergiftung;
☐ hypophosphatämische Hämolyse (Kuh);
☐ Trink-Hämoglobinurie;
☐ Isoimmunreaktion Neugeborener;
☐ Transfusionsinkompatibilität.

Befunde
☐ Der zeitliche Ablauf gleicht der akuten Blutungsanämie, aber es fehlt die Hypoproteinämie und die Leukozytenreaktion ist stärker.
☐ Bei schwerem Verlauf sind Hämoglobinurie, haemolytisches Blutplasma und Bilirubinämie (indirekt reagierendes, freies Bilirubin), beim Hund auch verstärkte Bilirubinurie zu erwarten.
☐ In milden oder chronischen Fällen ist die Anämie geringgradig und die Diagnose stützt sich auf den Nachweis von Erregern, basophiler Tüpfelung oder Heinz-Körpern in Erythrozyten sowie serologische Reaktionen.

Erythrozytenformen bei Anämie

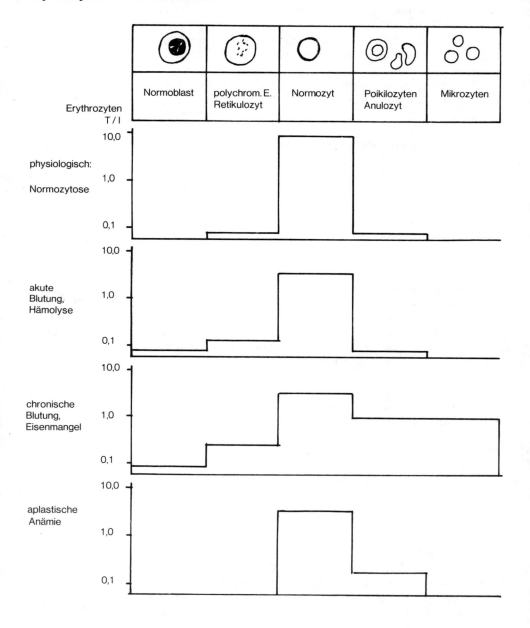

Abb. 2.2 Zahlenverhältnisse der Erythrozytenformen im peripheren Blut bei Normozytose und verschiedenen Anämiezuständen. Ordinate logarithmisch geteilt, dadurch Betonung seltener Zellformen

Aplastische Anämien
A. Infolge Knochenmarkshypofunktion
Ursachen
- [ ] Erythropoetinmangel (Urämie, Unterfunktion der Hypophyse, NNR, Thyreoidea, Östrogenüberschuß, auch -therapie);
- [ ] Chronische Entzündung, Tumor;
- [ ] toxische Knochenmarkschäden;
- [ ] Leukotische Wucherung in Knochen – im Knochenmark oder Knochenmarkfibrose;
- [ ] Panleukopenie und Leukämie der Katze;
- [ ] Trichostrongyliden (nicht blutsaugende, Rind, Schaf).

Befund
Von fehlenden Regenerationsanzeichen abgesehen physiologisches Aussehen der Erythrozyten im Ausstrich. Hämatokrit vermindert, MCHC normal. Unterscheidung anhand der Primärerkrankung. Knochenmarkpräparat arm an Erythrozytenvorstufen. Eisentherapie wirkungslos. Bei Leukose werden auch starke (kompensatorische) Regenerationsanzeichen gefunden.

B. Durch Störungen der Erythrozytenreifung (Knochenmark reich an Erythrozytenvorstufen)
Ursachen

1. Störungen der Nukleinsäuresynthese
- [ ] Mangel an Vit. B_{12}, Folsäure, Pflanzenfresser auch Kobaltmangel, Fleischfresser auch Leberzirrhose und chronische Gastroenteritis.

Befund
Zurückbleiben der Kernreifung hinter der Plasmareifung: es werden abnorm große Erythrozyten mit normalem Hämoglobingehalt gebildet. Bei Haustieren im Vergleich zum Menschen selten.

2. Störungen der Hämoglobinsynthese
- [ ] Eisenmangelanämie bei ausschließlicher Milchdiät von Ferkeln [10], Kälbern [25, 26]. Sekundär bei chronischem Blutverlust.

Befund
Zurückbleiben der Plasmareifung hinter der Kernreifung, es werden abnorm kleine Erythrozyten mit subnormalem Hämoglobingehalt gebildet. Anisozytose, Polychromasie, in schweren Fällen massenhaft Normoblasten, niedrige MCHC.

- [ ] Kupfermangel im Weidegras oder erhöhter Molybdängehalt des Futters bei Pflanzenfressern.

Befund
normochrome, normozytäre Anämie.
- [ ] Proteinmangelernährung

3. Tumoröse Entartung der erythropoetischen Zellen
- [ ] Verdrängung des Knochenmarks durch Blasten (s. 3.5).

2.10 Literatur

1. ALSAKER, R. D., J. LABER, J. STEVENS u. V. PERMAN, 1977: A comparision of polychromasia and reticulocyte counts in assessing erythrocytic regeneration response in the cat. J. Am. Vet. Med. Assoc. **170**, 39–41.
2. ARCHER, R. K., 1965: Haematological technique for use on animals. Oxford: Blackwell Scientific Publications.
3. BIANCA, W. u. J. BERÜTER-CASSELS, 1971: Die Senkungsgeschwindigkeit des Blutes landwirtschaftlicher Nutztiere in Abhängigkeit modifizierender Faktoren. Schweiz. Arch. Tierheilkd. **113**, 73–81.
4. DÖRMER, P., 1977: Zellkinetik im erythrozytären System. Ärztl. Lab. **23**, 57–62.
5. DUNCAN, J. R. u. K. W. PRASSE, 1977: Veterinary laboratory medicine, clinical pathology. Ames: Iowa State University Press.
6. GEYER, S. u. H. G. RATHELBECK, 1976: Beitrag zur Babesiose des Hundes – zwei beobachtete Fälle einer »Urlaubserkrankung«. Kleintier-Prax. **21**, 8–11.
7. GRÜNDER, H. D., 1979: Labordiagnostik in der Rinderpraxis. Tierärztl. Praxis **7**, 101–114.
8. HALLMANN, L., 1966: Klinische Chemie und Mikroskopie. 10. Aufl. (Neuaufl. 1979). Stuttgart: G. Thieme.
9. KAMMERMANN-LÜSCHER, B., 1975: Polycythaemia vera beim Hund. Schweiz. Arch. Tierheilkd. **117**, 557–568.
10. KAMMERMANN, B. u. J. EBERLE, 1970: Abklärung einer Anämie in der Praxis. Kleintier-Prax. **15**, 155–162.
11. LÖLIGER, H. C. u. H. J. SCHUBERT, 1967: Der Hämatokritwert von gesunden und kranken Hühnern verschiedener Altersgruppen und sein diagnostischer Anwendungsbereich. Berl. Münch. Tierärztl. Wschr. **80**, 171–176.
12. MCGRATH, C. J., 1974: Polycythemia vera in dogs. J. Am. Vet. Med. Assoc. **164**, 1117–1122.
13. MEDWAY, W., J. E. PRIER u. J. S. WILKINSON, 1969: A textbook of veterinary clinical pathology. Baltimore: The Williams and Wilkins Co.
14. MÜLLER, J., D. LÖTSCH u. H. KUNDE, 1961: Papierelektrophoretische Serumuntersuchungen bei verschiedenen Erkrankungen des Pferdes. Mhefte Vet. Med. **16**, 505–509.
15. NIEPAGE, H., 1961: Zum Hämatokrit. Berl. Münch. Tierärztl. Wschr. **74**, 475–478.
16. NIEPAGE, H., 1974: Über die Brauchbarkeit des mittleren Volumens (MCV), des mittleren Hämoglobingehaltes (MCH) und der mittleren Hämoglobinkonzentration (MCHC) der roten Blutkörperchen zur Kennzeichnung von Erythrozytenpopulationen beim Hund. Zbl. Vet. Med. Reihe A, **21**, 173–187.
17. NIEPAGE, H., 1974: Methoden der praktischen Hämatologie für Tierärzte. Berlin–Hamburg: P. Parey.
18. PATTERSON, D. S. P., 1967: Simple tests for γ-globulins in calf sera. Vet. Rec. **80**, 260–261.
19. PLONAIT, H., 1970: Vereinfachte Blutsenkungsreaktion und Hämatokritbestimmung mit Hilfe von Plastik-Besamungspipetten. Tierärztl. Umschau **25**, 238–241.
20. RICHTERICH, R. u. J. P. COLOMBO, 1978: Klinische Chemie. 4. Aufl. Basel: S. Karger.
21. SCHALM, O. W., 1972: Differential diagnosis of anemia in cattle. J. Am. Vet. Med. Assoc. **161**, 1269–1275.
22. SCHALM, O. W., N. C. JAIN u. E. J. CARROLL, 1975: Veterinary hematology, 3rd ed. Philadelphia: Lea and Febiger.
23. SCHALM, O. W. u. H. KRAFT, 1962: Haematokrit-Bestimmung nach Wintrobe im Hundeblut. Tierärztl. Umschau **17**, 109–112.
24. SCHECKER, R. D., O. W. SCHALM u. J. J. KANEKO, 1973: Heinz body hemolytic anemia associated with the use of urinary antiseptics containing methylene blue in the cat. J. Am. Vet. Med. Assoc. **162**, 37.
25. SCHEIDEGGER, H. R., 1973: Veränderungen des Roten Blutbildes und der Serumeisen-Konzentration bei Simmentaler Kälbern. Schweiz. Arch. Tierheilkd. **115**, 483–497.
26. SCHMITTEN, F. u. D. NOACK, 1967: Über den Verlauf des Hämatokrit-Gehaltes bei Mastkälbern und seine Beeinflussung durch Fütterung und Haltung. Dtsch. Tierärztl. Wschr. **74**, 112–114.
27. SCHWARTZ-PORSCHE, D.-M. u. H. BOTSCH, 1970: Nachweis des gastroenteralen Proteinverlustes beim Hund mit ^{131}J PVP (Gordon-Test). Berl. Münch. Tierärztl. Wschr. **83**, 313–318.
28. SOVA, Z., 1963: Die Blutkörperchensenkungsreaktion in der Diagnostik der Leberkrankheiten des Pferdes. Zbl. Vet. Med. Reihe A, **10**, 584–594.
29. STOBBE, H., 1968: Untersuchung von Blut und Knochenmark. Berlin: Verlag Volk und Gesundheit.
30. STUTE, K. u. H. C. LÖLIGER, 1964: Vergleichende Untersuchungen über die Ergebnisse der elektrophoretischen Serumeiweiß-Fraktionsmessungen und des Jod-Präzipitationstestes (J.P.T.) bei aleutenkranken Nerzen. Dtsch. Tierärztl. Wschr. **71**, 95–97.
31. THOMAS, R. E. u. J. D. KITTRELL, 1966: Effect of altitude and season on the canine hemogram. J. Am. Vet. Med. Assoc. **148**, 1163–1167.
32. WINTER, H., 1966: Changes of the red blood cell hemogram in posthemorrhagic anaemia in sheep. Am. J. Vet. Res. **27**, 891–897.
33. ZOOK, B. C., G. MCCONNELL u. C. E. GILMORE, 1970: Basophilic stippling of erythrocytes in dogs with special reference to lead poisoning. J. Am. Vet. Med. Assoc. **157**, 2092–2099.

3 Veränderungen des Differentialblutbildes und Störungen der Leukopoese

3.1 Einleitung

Die Untersuchung der Leukozyten einer Blutprobe kann einerseits Aufschluß über die Reaktionslage des Organismus gegenüber Streß, Entzündung, Infektion oder immunologischer Sensibilisierung geben. Dabei sind die Funktionen der leukopoetischen Gewebe in der Regel erhalten und die diagnostische Information ergibt sich vorwiegend aus den Zahlen**verhältnissen** der Leukozytenarten zueinander.

Mit den gleichen Methoden können andererseits die Hemmung der Leukopoese durch Virusinfektion oder Vergiftung sowie die tumoröse Entartung der Blutzellen (Leukose) erfaßt werden. Bei ihrer Erkennung stützt man sich vorwiegend auf die stark erhöhte oder verringerte Leukozytenzahl und das Auftreten pathologisch veränderter Zellformen.

Diagnostische Hilfsmittel
Die Zahlenverhältnisse der Leukozytenarten in Prozent und pathologische Formveränderungen werden am gefärbten Blutausstrich festgestellt.

Die Leukozytenzählung mittels Zählkammer oder elektronischem Zählgerät (z. B. Coulter Counter) dient dazu, die Prozentwerte des Differentialblutbildes in die diagnostisch aussagefähigeren Zellzahlen pro Liter Blut umzurechnen.

3.2 Differenzierung der Leukozytenformen im gefärbten Blutausstrich

Prinzip
Die in dünner Schicht auf Glas ausgebreiteten und gefärbten Blutzellen werden als repräsentative Stichprobe der Zellen im peripheren Blut des Patienten angesehen. Man bestimmt daran durch planmäßige mikroskopische Betrachtung den prozentualen Anteil der vorkommenden Zellformen.

Methoden
Standardverfahren zur Herstellung des gefärbten Blutausstriches ist das Ausstreichen auf einen Objektträger, Lufttrocknung, kombinierte Methanolfixierung und Färbung mit Methylenblauderivaten mit anschließender Differenzierung der Anfärbung in wäßrigem Milieu [14, 32, 48].

Es gibt mehrere Varianten dieses Verfahrens, von denen die nach Pappenheim (kombinierte May-Grünwald-Giemsa-Färbung) trotz ihres höheren Zeitaufwandes wegen zuverlässiger Ergebnisse weit verbreitet ist. Fehlerquellen bei der Anfertigung von Blutausstrichen untersuchten [34, 44, 45].

Um den Zeitaufwand der Pappenheim-Färbung zu vermeiden, sind zahlreiche **Schnellfärbungen** entwickelt worden. Wenn nur gelegentlich Blutausstriche untersucht werden, überwiegen ihre Nachteile: von der Standardmethode abweichende Farben, gröbere und daher undeutlichere Anfärbung der Zellbestandteile, schnellerer Verderb der Farblösung in den anstelle von Tropfflaschen verwendeten Färbetanks.

Die Verwendung von **farbbeschichteten Objektträgern** (Testsimplets, Boehringer) bringt keine Zeitersparnis und führt außerdem zu mangelhafter Detaildarstellung und abweichender Färbung, die dem Ungeübten die Untersuchung erschwert. Ihr Vorteil liegt in der vielseitigen Anwendbarkeit und dem Verzicht auf Farblösungen.

Zum **Betrachten des Blutausstrichs** benutzt man in der Regel Mikroskope mit Ölimmersionsobjektiv. Gute Trockensysteme in Verbindung mit hoher Okularvergrößerung gestatten ebenfalls ein für diagnostische Zwecke ausreichendes Erkennen der Zellformen. Da man kein Öl benutzt, entfällt das Reinigen von Mikroskop und Ausstrich. Feinere Zellstrukturen können allerdings nicht erkannt werden (Leukosediagnostik, Unterscheidung Monozyt–Lymphozyt).

Eine **automatische Leukozytendifferenzierung** an standardisierten Blutausstrichen (Zentrifuge zur Ausbreitung des Blutfilms, automatische Färbung) ist durch photoelektrische Abtastung des mikroskopischen Bildes und Computer-Auswertung möglich.

Anfertigung von Blutausstrichen (Abb. 3.1)
Objektträger stets nur an den Kanten berühren. Kleinen Blutstropfen mit dem Glasstab auftragen. Zweiten Objektträger vor dem Blutstropfen aufsetzen, durch Zurückziehen Kante mit Blut benetzen, zügig vorwärts schieben, Winkel von 25° einhalten. Kante nur einmal benutzen. Durch Schwenken lufttrocknen. Nicht anhauchen. Beschriften mit Bleistift auf dem Blutfilm: Datum, Patient.

Pappenheim-Färbung von Blutausstrichen
Zeitbedarf etwa 20 Min. (Bei Zeitmangel Punkt 4 weglassen).
1. Ausstrich auf die Färbebank im Spülbecken legen, dann durch Auftropfen von May-Grünwald-Lösung 3 Min. fixieren. Die Lösung soll den Objektträger ganz bedecken.
2. Dann die gleiche Menge neutrales Wasser zusetzen (Becherglas, Tropfpipette), Überschuß fließt ab.
3. Nach 1 Min. alle Flüssigkeit abkippen.
4. Verdünnte Giemsa-Lösung (1 : 20 mit neutralem Wasser frisch verdünnt, d.h. 1 Tropfen auf 1 ml) bis zum Überlaufen auftropfen, dann etwa 15 Min. mit dieser Lösung färben.
5. Mit neutralem Wasser gut abspülen (Aqua dest. kurz gekocht in verschlossener Flasche) dieses 1 Min. einwirken lassen, Flüssigkeit abkippen,
6. Präparat durch Einlegen in einen Fließpapierblock trocknen oder senkrecht aufstellen.
7. Nach Färbung Rückseite des Objektträgers säubern.
8. Vor Auftropfen des Immersionsöls Kontrolle, ob der Ausstrich vollkommen trocken ist.

Technik des Blutausstrichs

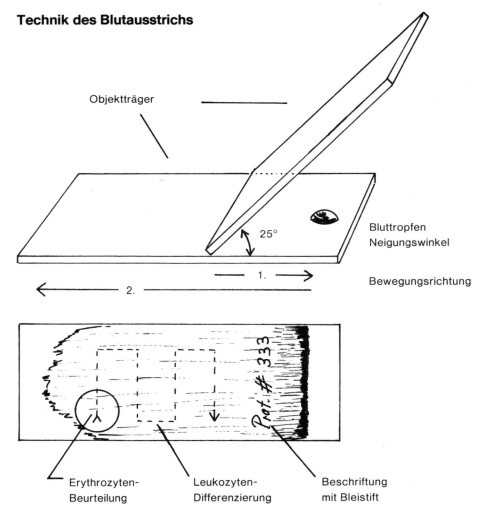

Abb. 3.1 Herstellung und mikroskopische Untersuchung eines Blutausstrichs. Bluttropfen mit 5 µl Pipette oder Glasstab auftragen, Objektträger auf den Tisch legen, am linken Ende seitwärts festhalten. Ausstreichenden Objektträger zwischen Daumen und Zeigefinger halten, beim Ausstreichen mit dem Ringfinger auf der Tischplatte gleiten

Mikroskopische Untersuchung

Mikroskop mit Ölimmersions-Objektiv und Kreuztisch (Abb. 1.1). Kondensor hoch, Blende weit (maximale Lichtstärke). Einen Tropfen Immersionsöl auf das dünnere Ende des Ausstrichs. Objektiv mit Grobtrieb nach unten drehen bis zum Kontakt mit Öltropfen (von der Seite beobachten). Jetzt erst ins Okular blicken, mit Feintrieb nur nach oben drehen bis zur Scharfeinstellung (sichere Methode, um Beschädigung zu vermeiden).

Veränderungen des Differentialblutbildes und Störungen der Leukopoese

Kontrolle der Qualität von Ausstrich und Färbung am dünnen, auslaufenden Ende. Dort auch Befunderhebung an den Erythrozyten.

Differenzierung aller ins Blickfeld kommenden kernhaltigen Zellen auf einem mäanderförmigen Weg, der Ränder sowie Anfang des Ausstrichs (meist verklumpte Zellen) und Ende (zu wenig Leukozyten) vermeidet (Abb. 3.1). Auch in schlechten Ausstrichen gibt es meist einen brauchbaren Abschnitt, wenn man die gesamte Länge des Ausstrichs absucht.

Differentialblutbild

Die Häufigkeit der einzelnen Leukozytenformen in % wird festgestellt und protokolliert. Nicht registriert werden die Thrombozyten: ovale Gebilde, kleiner als Erythrozyten mit violetten Tupfen. Das auf Abb. 3.2 wiedergegebene Registrierschema wird vervielfältigt und als Strichliste benutzt. Beachte die statistisch gegebene Ungenauigkeit des Differentialblutbildes. 100 Zellen ermöglichen nur die Abschätzung des Verhältnisses von Neutrophilen zu Lymphozyten sowie die Feststellung extremer Eosinophilie oder Monozytose (Tab. 3.1).

Patient:				Datum:				Diagnose:			Ergebnis		Norm
	Strichliste: In jeder Spalte 10 Zellen registrieren												G / l
	10	20	30	40	50	60	70	80	90	100	%	G / l	min., max.
Lymphozyten													
Monozyten													
Blasten													
Myelozyten													
Metamyeloz.													
stabkern. n. G.													
segmentk. n. G.													
eosinoph. G.													
basoph. G.													

Leukozytenveränderung (qualitativ ⊖, +, ++) toxische Degeneration : Reizformen : monozytoide Zellen : sonstige :	Erythrozytenveränderung (qualitativ ⊖, +, ++) Anisozytose : Polychromasie : sonstige :	Normoblasten (zusätzl. Strichliste)
		Leukozytenzählg.: G / l

Abb. 3.2 Protokollschema zur Leukozytendifferenzierung

Tab. 3.1 Durch Zufallsverteilung bedingte Ungenauigkeiten der Leukozytenanteile im Differentialblutbild nach [32], vergl. auch [41, 48]

Ermittelter Prozentsatz der Zellen einer Zellart	Vertrauensbereich (95 %-Grenzen)	
0	0– 3	Vertrauensbereiche für den tatsächlichen Anteil der Leukozyten im peripheren Blut bei Differenzierung von 100 Leukozyten im Blutausstrich.
1	0– 5	
2	0– 6	
3	1– 8	
4	1– 9	
5	2–10	Differenziert man statt 100 Zellen 200 Leukozyten, so werden die Vertrauensbereiche lediglich um etwa $1/3$ enger.
10	4–16	
15	8–23	
20	12–28	
25	16–34	
30	21–39	Durch die ungleichmäßige Verteilung der Leukozyten im Ausstrich ist die tatsächlich erreichbare Genauigkeit noch geringer als aufgrund der durch Wahrscheinlichkeitsrechnung ermittelten Tabelle.
35	26–44	
40	30–50	
45	35–55	
50	40–60	
60	50–70	
70	61–79	
80	72–88	
90	84–96	

Unterscheidungsmerkmale der Leukozyten (Abb. 3.3)
A. Granulozyten

1. Neutrophiler Granulozyt

Kern der alten Zelle bildet Segmente (= »segmentkerniger«). Dies ist die im Blut physiologisch vorherrschende Form. Im Gegensatz zum Menschen, bei dem die Brücken zwischen den Segmenten fadenförmig sind, werden bei den Haustieren alle Zellen, deren **Brücken schmaler als 1/3** der durchschnittlichen Kernbreite sind, zu den segmentkernigen Formen gezählt.

Kern der jungen Zelle stab – bandförmig (= »stabkerniger«).

Metamyelozyten mit nierenförmigem Kern, Einbuchtung des Kerns größer als 1/3 des Durchmessers.

Myelozyten mit rundem oder geringgradig eingebuchtetem Kern. Im Gegensatz zum gleichmäßig angefärbten Lymphozytenkern unregelmäßig »gescheckt«.

Protoplasma der neutrophilen Granulozyten orthochromatisch (Farbton physiologischer Erythrozyten des Ausstrichs, aber blasser) mit feinen rötlichbraunen Granula (bei Haustieren weniger deutlich als beim Menschen).

Bei toxischer Degeneration der neutrophilen Granulozyten ist das Plasma von Metamyelozyten und Myelozyten bläulich. Es entstehen Vakuolen und vereinzelt dunkle grobe Granula.

2. Eosinophiler Granulozyt

Kern meist zweisegmentiert, verdeckt von Granula, welche grob und eosinophil = orangerot sind.

3. Basophiler Granulozyt
Kern rund oder gelappt; Granula grob, basophil = violett bis blauschwarz.

B. Lymphozyten
1. großer Lymphozyt
Kern rund oder einseitig eingebuchtet, gleichmäßig angefärbt, breiter bläulicher Plasmasaum, einzelne grobe Azurgranula ermöglichen die Unterscheidung von Monozyten, fehlen aber oft. (Azurgranula sind durch Metachromasie tief**rot**).

Reizformen: bei starker Proteinsynthese (Antikörper) ist das Plasma dunkler blau gefärbt (Ribosomen).

Monozytoide Zellen: große Zelle mit unregelmäßig geformtem, aber homogenem Kern. Plasma bläulich, ohne Vakuolen oder Azurgranula [32, 49].

2. kleiner Lymphozyt
runder Kern mit dichter, aber noch lichtdurchlässiger Struktur, schmaler bläulicher Plasmasaum oder nacktkernig.

C. Monozyten (retikulozytäre Gruppe)
Kern gelappt oder rund, grobmaschige Struktur, hügelige Oberfläche (durch leichtes Heben oder Senken des Objektivs erkennbar);
Protoplasma blaugrau mit staubfeinen Azurgranula, poröses Aussehen (Vakuolen).

Monozyten sind die größten Zellen, die man normalerweise im Blutausstrich fin-

Form und Entwicklung der Blutzellen

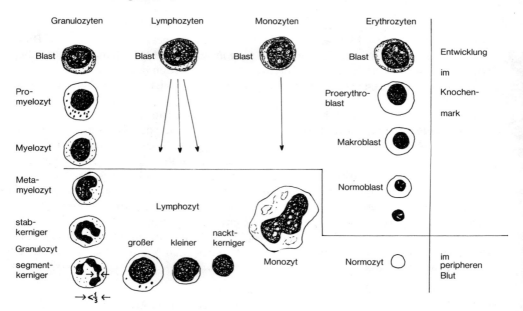

Abb. 3.3 Form und Entwicklung der Blutzellen. Die Darstellung ist zugunsten der Übersichtlichkeit vereinfacht

det. Bei Rind und Schwein sind Monozyten von großen Lymphozyten oft nicht zu unterscheiden (monozytoide Zellen, zu Lymphozyten zählen).

D. Differenzierung tumorös entarteter Leukozyten

Morphologie der Blasten

Kern groß im Verhältnis zum schmalen Plasmasaum, lockere Kernstruktur mit Nukleolen, Plasma mit tiefblauer Peripherie und halbmondförmiger bis ringartiger Aufhellung in Kernnähe.

Unterscheidung vom Lymphozyten

Ein Lymphozyt mit lockerem Kern muß reichlich Plasma haben. Azurgranula im Plasma finden sich nur bei Lymphozyten. Mehrere Nukleolen gibt es nur bei Blasten.

Kennzeichen der Malignität (tumorösen Entartung) von Blasten
1. Polymorphie (ungleiche Größe und Form);
2. Vermehrung der Nukleolen (normal 1–2 sichtbar);
3. Membranvulnerabilität (Zelle zerfließt beim Ausstreichen oder wird zu »Fortsätzen« ausgezogen).

Anmerkung: **Normoblasten** sind kernhaltige Erythrozytenvorstufen, die bei Anämie auftreten können (s. 2.8). Kern dicht, kleiner als Erythrozyten, Plasma wie bei Erythrozyten, kann auch fehlen.

Tab. 3.2 Normalwerte der Leukozyten[1])

a) Zahlenwerte in G/l   (Giga/Liter = Tausend/mm^3)

	Hund	Katze	Pferd	Kalb	Rind	Schaf[2]	Schwein
Lymphozyten	1,0–2,4	0,9–4,2	1,5–4,5		2,5–5,5	3,0–8,0	6,3–16
Monozyten	0,1–0,7	0–0,6	0–0,5		bis 0,3	0–1,5	0–1,0
stabkern. n. G.	0,5–3,6	0–0,6	0–0,5		0–0,2	0–0,1	0–1,2
segmentk. n. G.	3,3–9,0	3,6–10,5	2,5–7,4		1,0–3,5	1,0–5,0	0,6–7,4
eosinoph. G.	0,1–0,8	0–0,6	0–0,4		0,3–1,5	0–0,8	0–1,2
basoph. G.	0–0,1		0–0,1		0–0,1	0–0,4	
Leukozyten (insgesamt)	5,9–12	5,0–15	5,0–10	4,0–12	4,0–10	5,0–12	10–21

b) Anteile am Differentialblutbild in %

	Hund	Katze	Pferd	Kalb	Rind	Schaf	Schwein
Lymphozyten	12–32	17–41	16–50	45–65	45–65		49–85
Monozyten	0–5	0–4	0–10	1–8	0–6		0–5
stabkern. n. G.	0–4	1–9	0–6	0–2	0–2		0–7
segmentk. n. G.	55–77	50–77	40–78	25–45	20–50		10–39
eosinoph. G.	0–5	0–6	0–4	1–10	1–10		0–6
basoph. G.	0–1	0–1	0–1	0–1	0–2		0–5

[1]) DVG – Arbeitswerte in der Laboratoriumsdiagnostik »weiter« Normalbereich s. 9.3.5, enge Bereichsangaben wurden auf den 95%-Bereich für 100 Zellen erweitert.
[2]) Normalwerte der Klinik für kleine Klauentiere

Interpretation des Differentialblutbildes
Übersichten: [8, 9, 24, 28, 42]

A. Vermehrung der neutrophilen Granulozyten (= Neutrophilie)
Hochgradige Neutrophilie findet man bei Hund und Katze häufig, weniger ausgeprägt beim Pferd, selten bei Schwein und Rind. Letztere zeigen dagegen eher Linksverschiebung bei normalen Neutrophilenzahlen [43].

1. physiologische Neutrophilie
durch Erregung, kräftige Muskelaktivität, Geburt: Adrenalinausschüttung verursacht eine 30 Minuten dauernde Mobilisierung der im Kapillarbereich ruhenden marginalen Neutrophilen. Keine Vermehrung jugendlicher Zellformen, keine Eosinopenie.

2. Streß-Neutrophilie
bei schwerer Belastung des Organismus, durch Anstrengung, Verletzung, chronische Krankheiten, Tumoren, auch durch Corticosteroidbehandlung [50].

Corticosteroide verringern den Anteil der marginalen Neutrophilen, verzögern die Auswanderung ins Gewebe und steigern die Ausschüttung reifer Neutrophiler aus dem Knochenmark. Beginn 4 Stunden, Normalisierung 24 Stunden nach Einwirkung des Reizes.

Es kommt zur Eosinopenie aber nicht zur Linksverschiebung. Bei akuten Infektionskrankheiten, die zu starkem Verbrauch (Bakterien) oder gehemmter Granulopoese (Virus) führen, tritt die Streß-N. nicht in Erscheinung.

3. Neutrophilie bei regenerativer Linksverschiebung
Bei lokalen und generalisierten bakteriellen Infektionen, ausgedehnter Gewebsschädigung, Hämolyse und Blutverlust wird der Austritt von Neutrophilen aus dem Knochenmark stark beschleunigt. Steigt dadurch der Anteil junger (im Schema der Kernentwicklung meist links aufgeführter) Zellformen, so nennt man das »Linksverschiebung«.

Je stärker die Neutrophilie und je geringer die Linksverschiebung, desto günstiger ist das Verhältnis von Reserven im Knochenmark zum Verbrauch an Neutrophilen durch den Krankheitsprozeß. Gleichzeitig beginnt eine beschleunigte Vermehrung im Knochenmark. Es dauert aber mindestens drei Tage, bevor funktionsfähige Neutrophile heranreifen.

Ist der Reiz zur Zellausschüttung aus dem Knochenmark stark, der Verbrauch aber relativ gering, dann findet man starke Linksverschiebung (Myelozyten und auch Blasten) bei starker Neutrophilie und Leukozytose (= Leukämoide Neutrophilie).

Wird ein Eiterherd entfernt, dann kann die stimulierte Granulopoese bei Aufhören des Bedarfs zu kurzfristig überschießender Neutrophilie führen.

Subnormale Neutrophilenzahl (= Neutropenie)

1. Neutropenie mit degenerativer Linksverschiebung
Hier überwiegt der Bedarf die Knochenmarkreserven. Dieser Zustand ist zu Beginn eines akuten Krankheitsprozesses bei den Spezies mit geringem Anteil der Granulozyten am normalen Blutbild (Rind, Schwein) häufiger zu finden und weniger ernst zu

beurteilen als bei Hund, Katze, Pferd. Findet man nur noch wenige, unreife, neutrophile Granulozyten im Ausstrich, so weist das auf einen akut lebensbedrohenden Zustand hin: Sepsis, Peritonitis bei »akutem Abdomen«. Anzeichen toxischer Degeneration der Zellen beachten.

2. Neutropenie ohne Regenerationszeichen
Durch Hemmung der Granulopoese (Virusinfektion, Pyrazolonpräparate als Analgeticum, chronische Furazolidonvergiftung [43]) sinkt der Granulozytennachschub unter den Verbrauch, man findet nur noch wenige segmentkernige Formen im Ausstrich (Endstadium: Agranulozytose). Erbliche zyklische Neutropenie beim grauen Collie [6].

3. Neutropenie durch Endotoxinwirkung
Ebenfalls ohne Vermehrung der jugendlichen Formen und am Blutbild von 2. nicht zu unterscheiden ist die erste Reaktion der Neutrophilen auf Bakterien-Endotoxin. Nach 6–24 Stunden ist ein Übergang in regenerative Linksverschiebung (Neutrophilie) oder degenerative Linksverschiebung zu erwarten.

B. Vermehrung der eosinophilen Granulozyten (= Eosinophilie)
Bei Allergie, Gewebswanderung von Parasitenlarven (nicht durch adulte M-D Parasiten), Krankheitsprozesse in Geweben, die reich an Mastzellen sind: Haut, Lunge, Magen-Darm-Trakt, weibliche Genitalorgane. Tumorbildung mit Gewebszerfall [10, 33].

Hund: Myositis eosinophilica, Gastro-Enteritis, Schäferhund auch symptomlos [9, 56].

Rind: in Frühstadien der Leukose [19].

Fehlen der Eosinophilen (= Eosinopenie)
Bei Streßzuständen, Corticosteroidtherapie, Überfunktion der NNR [4, 50, 53].

C. Erhöhte Lymphozytenzahl (= Lymphozytose)

1. Physiologische Lymphozytose
bei erregten, ängstlichen Katzen, selten auch beim Hund, zusammen mit Neutrophilie.

2. Lymphozytäre Heilphase
Im Verlauf einer Infektionskrankheit zusammen mit Neutrophilie und Eosinophilie als prognostisch günstiges Anzeichen nachlassender Streßreaktion (Corticosteroidwirkung auf die Lymphopoese). Nicht verwechseln mit **relativer** Lymphozytose bei degenerativer Neutropenie oder Agranulozytose, bei der die Lymphozytenzahl im Blut gleich bleibt, aber das Verhältnis im Ausstrich verschoben ist.

3. Lymphatische Leukämie
Hochgradige, ausschließlich auf Lymphozyten beruhende Leukozytose ist leukoseverdächtig. Scheinbare Lymphozyten auf Anzeichen der Malignität prüfen. Rind und Katze serologisch untersuchen lassen.

Subnormale Lymphozytenzahl (= Lymphopenie)

1. Streß-Lymphopenie

tritt bei Tierarten mit überwiegendem Lymphozytenanteil am Differentialblutbild stärker in Erscheinung. Länger andauernde Lymphopenie ist prognostisch ungünstig zu beurteilen. Corticosteroidtherapie wirkt lymphopenisch, ebenso Überfunktion der Nebennierenrinde (Cushing-Syndrom).

2. Panleukopenie bei Virusinfektionen

besonders der Katze, auch bei Staupe des Hundes.

3. Lymphopenie

bei chronischer Urämie.

D. Vermehrung der Monozyten (Monozytose)

Bei Stimulation der Antikörperbildung im Verlauf einer Infektionskrankheit oder bei chronischen Entzündungsprozessen.

Hund: auch am Anfang von Streßzuständen und Corticosteroidtherapie.

Fehlen der Monozyten (Monozytopenie)

In der akuten Phase von Infektionskrankheiten und bei Corticosteroidtherapie (außer Hund).

3.3 Zählung der Leukozyten

Prinzip

Die Leukozyten einer Blutprobe werden nach Hämolyse der störenden, weit zahlreicheren Erythrozyten gezählt.

Methoden

Zählkammerverfahren

In den Kapilarteil der Leukozyten-Mischpipette wird Blut bis knapp über die Marke aufgezogen. Pipette mit Zellstoff außen abwischen und Blutsäule durch Abtupfen der Spitze exakt einstellen. Mischkammer durch Aufziehen von 1 % Salzsäure oder 2 % Essigsäure bis zur oberen Marke füllen. Pipettenenden mit Fingern verschließen und schütteln (Durchmischung und Hämolyse der Erythrozyten).

Türk'sche Lösung enthält neben Essigsäure Gentianaviolett, das die Leukozyten anfärbt und so deutlicher sichtbar macht. Der Farbstoff verschmutzt aber bei häufiger Anwendung die Mischpipetten und wird deshalb besser weggelassen. Eine besonders zuverlässige Lyse der Erythrozyten wird durch moderne oberflächenaktive Substanzen erreicht (Fertigpräparat: Leukopur, Hersteller Asid, Bonz u. Sohn, Unterschleißheim).

Anstelle von Mischpipetten aus Glas kann ohne Genauigkeitsverlust die Unopette (Becton, Dickinson, Heidelberg), ein Plastikgerät zum Einmalgebrauch verwendet werden. Dabei Verdünnungsfaktor 1 : 100 beachten. Zählung in 8 Feldern der Zählkammer, sonst ungenau [14].

Das geschliffene Deckglas der Zählkammer wird von der Seite auf die leicht angefeuchteten Glasschienen der Zählkammer geschoben oder angeklemmt. Bei richtigem Sitz entstehen Farbringe an der Auflagefläche.

Zählung der Leukozyten

Aus der Pipette 3 Tropfen (zellfreie Lösung in der Kapillare) ablaufen lassen, Spitze abtupfen, am Rand des Zählfeldes gegen das Deckglas setzen, vorsichtig bis zur mittleren Rinne vollaufen lassen. Zählkammer waagerecht stehen lassen. Bis zum Absetzen der Zellen auf den Boden der Zählkammer vergehen einige Minuten. Dann werden mit schwachem Trockensystem (Objektiv 1 : 10) bei tiefgestelltem Kondensor und enger Blende zur Kontraststeigerung vier große Quadrate ausgezählt. Man wandert dabei, wie auf Abb. 2.1 für Erythrozyten dargestellt, über je 16 mittelgroße Quadrate (vgl. Abb. 1.4).

Wir erhalten die Leukozytenzahl pro Liter Blut durch Multiplikation der Zellen in vier Quadraten mit $25 \cdot 10^6$. (Ein Quadrat enthält 0,1 mm³ des 1 : 10 verdünnten Blutes, vier Quadrate daher die Leukozyten von 1/25 mm³ der Blutprobe).

Zählt man nur ein Quadrat aus, wird mit 10^8 multipliziert (schneller, weniger genau).

Trotz sorgfältiger Durchführung ist mit Fehlern bis ± 20 % zu rechnen, daher geringe Unterschiede nicht überbewerten [3].

Korrekturverfahren für mitgezählte Normoblasten

Kernhaltige Vorstufen der Erythrozyten (= Normoblasten), die sich bei beschleunigter Blutbildung im peripheren Blut finden, können nicht von Leukozyten unterschieden werden und werden mitgezählt, wodurch die Leukozytenzahl zu hoch ermittelt wird. Bei der Untersuchung des Blutausstriches (s. Differentialblutbild) wird dann das Zahlenverhältnis von kernhaltigen Erythrozyten zu Leukozyten bestimmt und der Zählkammerwert entsprechend korrigiert.

Beispiel:

Differentialblutbild:	100 Leukozyten (L)
	20 Normoblasten (N)
Kammerzählung:	12 G/l kernhaltige Zellen (kZ)
gesucht:	korrigierte Leukozytenzahl (Lz)
aus dem Verhältnis	$\dfrac{Lz}{kZ} = \dfrac{L}{L+N}$
und der Umformung	$Lz = \dfrac{L \cdot kZ}{L+N}$
Korrigierte Leukozytenzahl	$Lz = \dfrac{100 \cdot 12}{120} = 10$ G/l

Elektronische Zählgeräte

Beim Zählvorgang wird ein definiertes Volumen der hämolysierten und stark verdünnten Blutprobe durch eine Zählzone gesaugt, in der die Leukozyten Widerstandsänderungen oder einen Helligkeitsunterschied hervorrufen, die registriert werden [20]. Die auf menschliche Blutzellen eingestellten Geräte können wegen Unterschieden in der Leukozytengröße und Hämolyseresistenz bei verschiedenen Tierarten stark abweichende Werte liefern. Das ist bei Einsendungen an humanmedizinische Labors zu beachten.

Automatische Zählgeräte sind störanfällig und erfordern sorgfältige Eichung, um reproduzierbare Ergebnisse zu erzielen. Sie ermöglichen die rationalisierte Untersuchung großer Probenserien einer Spezies, sind aber für die Untersuchung einzelner Proben verschiedener Tierarten in der tierärztlichen Praxis ungeeignet.

Schätzung der Leukozytenzahl
Erfahrungen mit Methoden nach [25, 48, 51]: Die Anzahl von Leukozyten pro Gesichtsfeld im Differentialblutbild oder die Höhe der Leukozytenschicht im Hämatokritröhrchen liefern keinen diagnostisch verwertbaren Ersatz für die Leukozytenzählung mit der Zählkammer, da sogar Unterschiede von 100 % zwischen Proben noch nicht mit 95 % Wahrscheinlichkeit erkannt werden können.

Die Leukozytenschicht im Hämatokritröhrchen ist gut reproduzierbar, aber oft irreführend. Die Leukozytenzahl pro Gesichtsfeld ist bei standardisierter Ausstrichtechnik im Mittelwert vieler Wiederholungen richtig, bei Erfassung von $\approx$ 100 Zellen aber zu ungenau.

Diagnostische Bedeutung der Leukozytenzahl
Um Wiederholungen zu vermeiden, wird auf 3.2, 3.4 und 3.5 sowie die folgenden Übersichten verwiesen:
allgemein: [7, 8, 28, 29, 42]   Rind: [1, 24]
Katze: [12, 22]   Schwein: [31]

3.4 Pathophysiologie reaktiver Veränderungen des Differentialblutbildes

Im Verlauf der Auseinandersetzung des menschlichen Organismus mit einer bakteriellen Infektion treten charakteristische Veränderungen des Differentialblutbildes auf, die mit Leukopenie bei verringerter Neutrophilen- und Eosinophilenzahl beginnen, am nächsten Tage in Leukozytose mit Neutrophilie bei mäßiger Lymphopenie übergehen und unter Rückgang der Leukozytenzahl mit mäßiger Lymphozytose, Eosinophilie und Monozytose bei Rekonvaleszenz zum Normalwert zurückkehren. Man hat für diese Stadien die Begriffe »neutrophile Kampfphase«, »monozytäre Überwindungsphase« und »lymphozytär-eosinophile Heilphase« geprägt und den Ablauf des Geschehens als »biologische Leukozytenkurve« dargestellt (Abb. 3.4) [6, 14, 26].

Dieses zunächst auf Erfahrungswerten beruhende Schema kann heute durch Kenntnisse über die Kinetik der verschiedenen Leukozytenarten erklärt und so auch besser auf die Haustiere übertragen werden [2, 8, 10, 11, 42].

Neutrophile Granulozyten
Den im Blut befindlichen Granulozyten steht eine etwa gleichgroße Zahl im Kapillarblut ruhender gegenüber, die bei Muskelarbeit (Streß, Adrenalinausschüttung), mobilisiert werden und eine schnell reversible Neutrophilie ohne Änderungen des Differentialblutbildes verursachen.

Pro Tag wandern unter physiologischen Bedingungen etwa zweimal soviel neutrophile Granulozyten ins Gewebe ab, als im Gefäßsystem vorhanden sind. Die zugrunde liegende Halbwertzeit beträgt für reife Neutrophile etwa 6 Stunden.

Pathophysiologie reaktiver Veränderungen des Differentialblutbildes 57

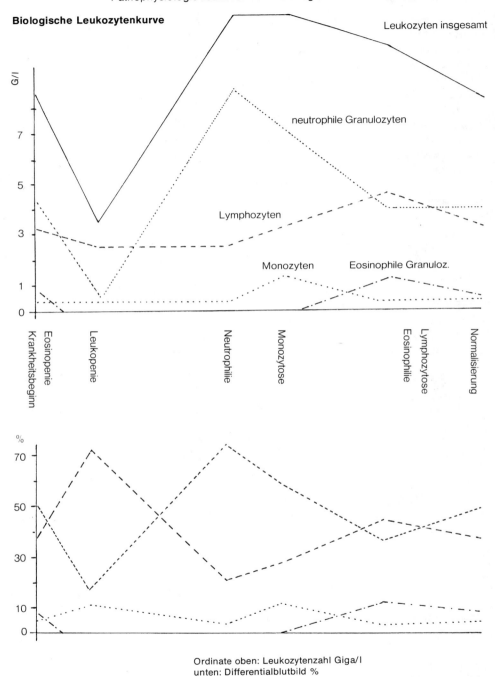

Abb. 3.4 Reaktive Veränderungen des Differentialblutbildes dargestellt als biologische Leukozytenkurve. Die Leukopenie mit degenerativer Linksverschiebung erscheint bei prozentualer Betrachtung als Lymphozytose

Im Knochenmark befindet sich eine Reserve reifer neutrophiler Granulozyten, die dem physiologischen Bedarf von 5 Tagen entspricht und beschleunigt ausgeschüttet werden kann. Die Ausreifung der im Knochenmark durch Mitose im Stadium der Myelozyten entstandenen Zelle dauert 3–5 Tage.

Rasche Abwanderung von Leukozyten aus der Blutbahn bei Trauma oder lokaler Infektion, ihre Verlagerung ins Kapillargebiet unter dem Einfluß von Bakterientoxin oder Leukozytenverlust durch Blutungen kann durch Ausstoß der Knochenmarkreserven nach 5 Stunden wieder ausgeglichen sein. Dieser Vorgang setzt sich fort und führt innerhalb von 24–36 Stunden zu einer Neutrophilie von 150 %–200 % des Ausgangswertes. Es ist aber auch möglich, daß ein hoher Verbrauch knapp oder nur mangelhaft ausgeglichen werden kann, es kommt dann bei gleichbleibenden oder sinkenden Neutrophilenzahlen schließlich zum Ausstoß unreifer Zellen (Linksverschiebung genannt, da diese Zellen bei graphischer Darstellung der Entwicklung links stehen).

Infolge der für die Reifung erforderlichen Zeit kann sich eine erhöhte Produktion von neutrophilen Granulozyten erst nach 3–4 Tagen auf die Leukozytenzahl im Blut auswirken. Als stimulierende Faktoren kommen Corticosteroide (Streß aber auch Therapie) sowie Zerfallsprodukte aus reifen Neutrophilen und Körpergeweben infrage. Eiterherde stimulieren die Granulopoese vor allem dann, wenn sie nicht abgekapselt sind und keinen Abfluß nach außen haben.

Die Auswirkungen von Veränderungen der Zahl neutrophiler Granulozyten im Blut auf das Differentialblutbild und die Leukozytenzahl sind beim Hund sehr ausgeprägt, nehmen über Katze, Warmblutpferd und Schwein ab und sind beim Rind am schwächsten. Dies erklärt sich aus dem Verhältnis von neutrophilen Granulozyten zu Lymphozyten im Blut dieser Spezies, das beim Hund 3,5 zu 1, beim Rind 0,5 zu 1 beträgt. Das Verhalten der Leukozytenzahl insgesamt wird von der vorherrschenden Fraktion bestimmt und im Differentialblutbild werden die zahlreich vorkommenden Zellarten mit höherer Genauigkeit erfaßt. So erklärt es sich, daß man das Schema der biologischen Leukozytenkurve auf Hund, Katze und Pferd anwenden kann, während es für Schwein, Rind, Schaf und kleine Labortiere kaum gültig ist, obwohl das Verhalten der einzelnen Zellarten im wesentlichen gleichartig ist.

Lymphozyten

Im Gegensatz zu ihrem äußerlich recht einheitlichen Aussehen unterscheiden sich Lymphozyten nach Herkunft, Funktion und Lebensdauer. Für unsere Betrachtung genügt die Feststellung, daß über 60 % der im Blut anzutreffenden Formen T-Lymphozyten sind, die zellständige Antikörper produzieren. Sie sind rasch austauschbar mit einer 7–10fach größeren Reserve, deren Lokalisation man im Gefäßsystem annimmt, sie wandern aus dem Blut ins Gewebe und wieder zurück und haben eine Lebensdauer bis zu 200 Tagen.

Es ist unbekannt, wodurch die Lymphozytenzahl im Blut konstant gehalten wird. Die Stimulation der Antikörperbildung verändert die Lymphozytenzahl nicht, kann sich aber im Blutausstrich durch intensivere Blaufärbung des Protoplasmas bemerkbar machen.

Die durch Streß, Corticosteroidbehandlung oder γ-Strahlen auslösbare Lymphopenie beruht auf gehemmter Lymphopoese.

Lymphopenie als Folge von Streß ist bei allen schweren, länger dauernden Krankheiten zu erwarten. Abfallen der Lymphozytenzahl ist prognostisch ungünstig, ein Anstieg als Zeichen der Rekonvaleszenz zu deuten.

Eine mäßige Lymphozytose im Differentialblutbild tritt bei Rekonvaleszenz auf, sonst ist sie meist nur relativ im Verhältnis zu den verminderten neutrophilen Granulozyten, nicht aber der absoluten Zellzahl nach vorhanden.

Ausnahmen bilden die Leukozytose bei Erregung von Katzen, die sowohl auf erhöhten Neutrophilen- wie Lymphozytenwerten beruht und die reifzellige lymphatische Leukose, die im Differentialblutbild wie eine Lymphozytose aussieht.

Monozyten

Von der Entstehung der Monozyten aus Stammzellen des Knochenmarks bis zum Erscheinen im Blut vergehen 1–2 Tage. Da es kaum Reserven im Knochenmark gibt, kommt Monozytose durch vermehrte Zellproduktion zustande. Die Monozytenzahl im Blut kann bereits 24 Stunden nach Beginn einer Peritonitis das Drei- bis Vierfache des Ausgangswertes betragen. Die Halbwertzeit im Blut beträgt 2–3 Tage, nach Einwanderung ins Gewebe entwickeln sich Monozyten zu Makrophagen und leben etwa 100 Tage.

Corticosteroidtherapie und Streß lösen beim Hund oft Monozytose aus, bei Katze, Pferd und Rind ist eine anfängliche Monozytopenie gefolgt von Monozytose zu erwarten. Bei der Maus führt Corticosteroidbehandlung nur zu Monozytopenie, die durch Hemmung der Monozytopoese und der Freisetzung der Monozyten aus dem Knochenmark zustande kommt. Monozytose ist bei Stimulation der Antikörperbildung und besonders bei chronischen Krankheiten zu erwarten.

Eosinophile Granulozyten

Den Eosinophilen im Blut steht eine 300fach größere Knochenmarkreserve gegenüber, die zu 75 % aus reifen Zellen besteht. Von der letzten Zellteilung bis zum Verlassen des Knochenmarks vergehen 3–6 Tage, die Halbwertzeit im Blut wird mit 30 Minuten angegeben. Die Eosinophilenzahl im Blut läuft dem Histaminspiegel parallel. Aus dem Blut wandern die eosinophilen Granulozyten dorthin, wo Mastzellen Histamin freisetzen und inaktivieren dieses. Die Eosinophilie bei Sensibilisierung des Organismus gegen das Antigen wandernder Parasiten, bei Allergie und Anaphylaxie wird durch Histaminfreisetzung aus Mastzellen ausgelöst. Chronische Eosinophilie findet sich bei Erkrankung von Geweben, die reich an Mastzellen sind: Haut, Lunge, Gastrointestinaltrakt und weibliche Genitalorgane.

Corticosteroide (endogen bei Streß, exogen bei Therapie) wirken als Histaminantagonisten und verhindern die Regranulation von Mastzellen. Wenn der Histaminspiegel im Blut sinkt, gibt das Knochenmark keine neuen Eosinophilen ab und die im Blut vorhandenen wandern ihrer kurzen Halbwertzeit entsprechend in wenigen Stunden ins Gewebe, so daß Eosinopenie entsteht.

Basophile Granulozyten

Da die basophilen Granula Histamin enthalten, wird eine den Mastzellen ähnliche Funktion vermutet. Basophile finden sich vermehrt im Blut bei Sensibilisierung des Organismus gegen Fremdeiweiß. Da sie bei Kontakt mit dem Antigen Histamin frei-

setzen, erhöht sich dadurch das Risiko einer anaphylaktischen Reaktion.
ACTH und Corticosteroidbehandlung senken die Zahl der Blutbasophilen.
Wegen ihrer Seltenheit im Differentialblutbild ist eine Bewertung in der Regel aus statistischen Gründen unmöglich.

3.5 Primäre Störungen der Leukopoese

Agranulozytose

Von der vorübergehenden Leukopenie bei Beginn einer Erkrankung sind Zustände zu unterscheiden, bei denen die Verringerung der Leukozyten durch Schädigung des Knochenmarkes zustandekommt. Die Ursachen können bei unseren Haustieren bestimmte Virusinfektionen (z.B. Agranulozytose der Katze [12], Panleukopenie, Schweinepest [31]) sowie Vergiftungen sein. Beim Menschen kennt man außerdem durch Medikamente oder Chemikalien ausgelöste Antigen-Antikörperreaktionen, die zur Zerstörung der neugebildeten Granulozyten führen, sobald diese in die Blutbahn gelangen. Verminderte Leukozytenzahlen findet man auch bei sogenannter aleukämischer Leukose, wenn das Knochenmark durch ungehemmt wuchernde Leukosezellen verdrängt wird, oder wenn das Knochenmark vollkommen verödet (Oesteomyelosklerose, Panmyelophthise). Ein Verdacht auf Knochenmarkschäden ist immer dann gegeben, wenn keine oder sehr wenige überwiegend ausgereifte, segmentkernige Granulozyten gefunden werden.

Mit Hilfe eines gefärbten Knochenmarkausstriches, gewonnen durch Punktion des Sternums (Hund), des Femurs (Katze) oder des Darmbeins (Großtiere) kann man unterscheiden, welche Art der Störung vorliegt:

Antigen – Antikörperreaktion = normales Knochenmark; Panmyelophthise, Osteomyelosklerose = zellarmes Knochenmark [46]; aleukämische Leukose = unausgereifte Leukozyten (Blasten) herrschen vor.

In der tierärztlichen Praxis sollte man auf die Untersuchung des Knochenmarks verzichten, da die Anfertigung und Beurteilung der Ausstriche schwierig und arbeitsaufwendig ist.

Leukose

Mit Leukose bezeichnet man die ungehemmte, ungeregelte Vermehrung einzelner Leukozytenformen auf Kosten des übrigen haematopoetischen Systems. Man unterscheidet aleukämische Formen der Leukose, bei denen die wuchernden Zellen im Gewebe bleiben und nicht in die Blutbahn gelangen und das Blutbild nur wenig verändert sein kann, von leukämischen, bei denen das Differentialblutbild von den entarteten Zellen beherrscht wird.

Je nach dem Grad der Ausreifung der übermäßig gebildeten Zellen unterscheidet man reifzellige und unreifzellige Leukosen. Leukosen enden stets tödlich, die Lebenserwartung ist aber um so kürzer, je unreifer die gebildeten Zellen sind und umgekehrt.

Man kann die Leukosen ferner danach unterteilen, von welchen Stammzellen die Wucherung ausgeht. Hierauf wird im Rahmen der Pathologie (Onkologie = Geschwulstlehre) ausführlich eingegangen. Die klinische Bedeutung dieser Unter-

Neutrophile Granulozyten im Differentialblutbild

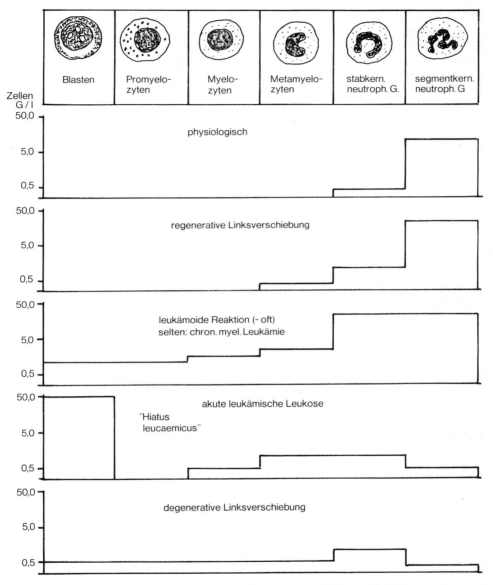

Abb. 3.5 Zahlenverhältnisse der Formen neutrophiler Granulozyten im Differentialblutbild bei reaktiven und primären Veränderungen des Differentialblutbildes. Ordinate logarithmisch geteilt, dadurch Betonung seltener Zellformen

schiede ist aber wegen des gleichartigen Verlaufs der Erkrankung geringer als die Frage, ob eine reifzellige oder eine unreifzellige Form vorliegt. Zum besseren Verständnis der verwendeten Bezeichnungen dient die Übersicht Tab. 3.3 nach [16], welche die tumoröse Entartung der Erythroblasten mitumfaßt, da der klinische Verlauf ähnlich ist.

Im Differentialblutbild findet man bei den leukämischen Leukosen neben erhöhter Leukozytenzahl das überwiegende Vorherrschen unreifer Formen einer Zellart und Anzeichen verminderter Produktion der übrigen Blutzellen (sowohl Leukozyten wie Erythrozyten). Bei aleukämischer Leukose ist die Zahl der Leukozyten im Blut normal, der Einsatz des Knochenmarks durch wuchernde Zellen zeigt sich durch Agranulozytose (s. o.) und Anämie (2.9). Diesem Verdacht kann durch Knochenmarksuntersuchung nachgegangen werden [2, 8, 25, 42, 48].

Es ist oft nicht möglich (und bringt auch keinen praktischen Nutzen), nach dem Differentialblutbild zwischen den verschiedenen Formen der unreifzelligen, leukämischen Leukosen (s. Tab. 3.3) zu unterscheiden.

Charakteristisch für Leukose ist das massenhafte Auftreten von Blasten im Differentialblutbild, einer Zellart, die normalerweise nicht oder nur vereinzelt im peripheren Blut zu finden ist. Blasten ähneln oberflächlich betrachtet den Lymphozyten, so daß ein Ausstrich, in dem nur »Lymphozyten« zu sehen sind, sorgfältig auf Blasten abgesucht werden sollte, außerdem ist zum mindesten in solchen Fällen die Zählung der Leukozyten erforderlich, um zu unterscheiden, ob Leukopenie mit Agranulozytose oder leukämische Leukose vorliegt. Mehrere Blasten ohne Malignitätszeichen bei starker Linksverschiebung der Neutrophilen Granulozyten oder einem Blutbild mit zahlreichen Normoblasten begründen keinen Leukoseverdacht.

Besonders schwierig kann die Abgrenzung Blast–Lymphozyt bei den leukämischen Lymphadenosen, der häufigsten Leukoseform unserer Haustiere, sein. Bei einem Anstieg der Lymphozyten über das Doppelte der Norm ist auch dann der Verdacht einer Leukose gegeben, wenn Blasten nicht eindeutig erkannt werden, da derart starke reaktive Veränderungen der Lymphozytenzahl unwahrscheinlich sind.

Die Diagnose der Leukose beim Rind mittels Blutprobenuntersuchung wurde im Großmaßstab bei der Bekämpfung dieser Krankheit eingesetzt. Zur Beurteilung von Leukozytenzahl und Differentialblutbild dienten dabei Leukoseschlüssel, welche Grenzwerte für die Bereiche unverdächtig, verdächtig, Leukose positiv angeben [23].

Weitergehende hämatologische Untersuchungen über Leukosen bei Haustieren:

Übersichten: [8, 42]
Hund: [37, 38, 39, 40, 47]
Katze: [17, 35, 36]
Rind: [52, 54, 55]
Schaf: [27]
Schwein: [15, 30]

Tab. 3.3 Erscheinungsformen der Leukosen, nach [16]

Stammzelle	Erythroblast	Myeloblast	Lymphoblast	Reticulumzelle
aleukämische Form	Erythroblastose	aleukämische Myelose	aleukämische Lymphadenose	aleukämische Reticulose
leukämische Form	Polycythämia vera	leukämische Myelose	leukämische Lymphadenose	leukämische Reticulose
		(myeloische Leukämie)	(lymphat. Leukämie)	(Monozyten-Leukämie)

3.6 Literatur

1. ANDRESEN, H. A., 1970: Evaluation of leucopenia in cattle. J. Am. Vet. Med. Assoc. **156**, 858–867.
2. BEGEMANN, H., 1975: Klinische Hämatologie. 2. Aufl. Stuttgart: G. Thieme.
3. BOROVICZÉNY, K. G. VON, 1968: Über die Blutkörperchenzählung in der Zählkammer. Ärztl. Lab. **14**, 113–117.
4. BOSTEDT, H., 1971: Vergleichende Untersuchungen über die Veränderungen der Blutglukosekonzentration und der Zahl der eosinophilen Leukozyten bei Schaf und Schwein intra und post partum. Berl. Münch. Tierärztl. Wschr. **84**, 3–8.
5. CHEVILLE, N. F., 1968: The gray collie syndrome. J. Am. Vet. Med. Assoc. **152**, 620–630.
6. CHRISTOPH, H. J. u. G. DEDEK, 1965: Die »Biologische Leukozytenkurve« als Ausdruck einer Reaktion des hämatopoetischen Systems nach operativen Eingriffen beim Hund. Schweiz. Arch. Tierheilkd. **107**, 279–290.
7. DOXEY, D. L., 1966: Cellular changes in the blood as an aid to diagnosis. J. Small Animal Pract. **7**, 77–89.
8. DUNCAN, R. J. u. K. W. PRASSE, 1977: Veterinary laboratory medicine, clinical pathology. Ames: Iowa State Univ. Press.
9. EIKMEIER, H. u. D. MANZ, 1965, 1966: Untersuchungen zur Eosinophilie des Hundes. Berl. Münch. Tierärztl. Wschr. **78**, 134–136, **79**, 84–86, **79**, 329–331.
10. ENBERGS, H., 1972: Entwicklung, Feinmorphologie und Funktion eosinophiler Granulozyten. Tierärztl. Umschau **27**, 486–494.
11. FORRER, P., 1977: Kinetik und Regulation der Granulopoese. Klin. Wschr. **55**, 247–258.
12. FREUDIGER, U., 1974: Leukopenien bei der Katze. Schweiz. Arch. Tierheilkd. **116**, 273–283.
13. GÖTZE, E. u. H. J. PINEGGER, 1976: Unopette – ein Pipettensystem zum Einmalgebrauch in der Haematologie. Kleintier-Praxis **21**, 244–248.
14. HALLMANN, L., 1966: Klinische Chemie und Mikroskopie. 10. Aufl. (Neuaufl. 1979.) Stuttgart: G. Thieme.
15. HEAD, K. W., J. G. CAMPBELL, P. IMLAH, A. H. LAING, K. A. LINKLATER u. H. S. MCTAGGART, 1974: Hereditary lymphosarcoma in a herd of pigs. Vet. Rec. **95**, 523–527.
16. HEILMEYER, L. u. H. BEGEMANN, 1951: Handbuch der Inneren Medizin, Bd. 2: Blut und Blutkrankheiten. Berlin–Göttingen–Heidelberg: J. Springer.
17. KAMMERMANN-LÜSCHER, B., 1966: Blutbasophilen-Leukose beim Hund und Gewebsbasophilen-Retikulose bei der Katze. Berl. Münch. Tierärztl. Wschr. **79**, 459–464.
18. LÖLIGER, H. C., 1960: Die diagnostische Verwertbarkeit des Geflügelblutbildes. Berl. Münch. Tierärztl. Wschr. **73**, 6–10.
19. LORENZ, R. J., O. C. STRAUB u. E. WEINHOLD, 1971: Die Bedeutung der eosinophilen Leukozyten bei der Leukose des Rindes. Zbl. Vet. Med. Reihe B, **18**, 312–325.
20. MAYR, K., 1968: Apparative Blutkörperchenzählung, Grundlagen und Geräte. Med. Lab. **21**, 179–184, 212–220, 221–226.
21. MEURET, G. u. G. HOFFMANN, 1972: Pathogenese und Manifestation von Störungen der Erythro- und Granulopoese bei myeloproliferativen Syndromen. Klin. Wschr. **50**, 853–861.
22. MIELKE, H., 1961: Ein Beitrag zur Hämatologie gesunder, trächtiger und kranker Katzen. Arch. Exp. Vet. Med. **15**, 508–521.
23. MIETH, K. u. W. WITTMANN, 1971: Standardisierungsmöglichkeiten der hämatologischen Diagnose der enzootischen Leukose des Rindes. Arch. Exp. Vet. Med. **25**, 727–739.
24. NIEPAGE, H., 1961: Untersuchungen über die Differentialblutbild des Rindes. Zbl. Vet. Med. **8**, 282–301, 305–322.
25. NIEPAGE, H., 1974: Methoden der praktischen Hämatologie für Tierärzte. Berlin–Hamburg: P. Parey.
26. OETTEL, M. u. H. J. CHRISTOPH, 1966: Verlauf der »Biologischen Leukozytenkurve« bei Febris contagiosa canum und Hepatitis contagiosa canis. Schweiz. Arch. Tierheilkd. **108**, 148–156.
27. PAULSEN, J., R. ZENDTGRAF, D. HÜBNER u. P. ZERCHE, 1974: Untersuchungen zum normalen und leukotischen weißen Blutbild bei Schafen. Zbl. Vet. Med. Reihe B, **21**, 509–519.
28. PENNY, R. H. C., 1967: The blood picture as an aid to diagnosis. Vet. Rec. **81**, 181–189.
29. PRASSE, K. W. u. J. R. DUNCAN, 1967: Clinical interpretation of leucocyte abnormalities. Vet. Clin. of North America **6**, 581–595.
30. REICHEL, K., 1962: Klinisch-hämatologische Untersuchungen bei der Leukose des Schweines. Dtsch. tierärztl. Wschr. **69**, 297–303, 331–333.
31. REICHEL, K., 1963: Die Leukozytenzahlen beim Schwein. Dtsch. tierärztl. Wschr. **70**, 440–446.
32. RICK, W., 1977: Klinische Chemie und Mikroskopie. 5. Aufl. Berlin–Heidelberg–New York: J. Springer.
33. ROTH, B. u. C. C. SCHNEIDER, 1971: Untersuchungen zur Abhängigkeit des »weißen Blutbildes« bei Hauskatzen (Felis domestica) von Wurminfektionen des Darmes. Berl. Münch. Tierärztl. Wschr. **84**, 436–437.
34. RUSCHEWEYH, P. D. u. K. G. v. BOROVICZÉNY, 1967: Symposion über Blutkörperchen-Zählung. Ärztl. Labor **13**, 380–382.
35. SAAR, CHR., 1968: Erythrämie und Erythroleukämie bei der Katze. Bericht über je einen Fall. Berl. Münch. Tierärztl. Wschr. **81**, 423–426.
36. SAAR, CHR., 1970: Erythro-Megakaryozythämie bei einer Katze. Berl. Münch. Tierärztl. Wschr. **83**, 70–74.
37. SAAR, CHR. u. CHR. KASBOHM, 1969: Untersuchungen des peripheren Blutes und des Knochenmarkes zum Nachweis von Tumorzellen bei Hunden mit bösartigen Geschwülsten. Berl. Münch. Tierärztl. Wschr. **82**, 210–215.

38. Saar, Chr., Chr. Kasbohm, M. Opitz, U. Saar u. R. Hirchert, 1974: Krankheitsbild der Plasmazellretikulose mit Paraproteinose und generalisierter Granulombildung bei einem Hund. Kleintier Praxis **19**, 46–59.
39. Saar, Chr. u. H. Loppnow, 1961: Akute subleukämische, unreifzellige Leukose bei einem Hund. Berl. Münch. Tierärztl. Wschr. **74**, 469–475.
40. Saar, Chr., M. Opitz, U. Barten u. H. Burow, 1970: Lymphoide Retikulose mit Makroglobulinämie (Makroglobulinämie Waldenström) bei einem Hund. Berl. Münch. Tierärztl. Wschr. **83**, 168–172.
41. Sachs, L., 1968: Statistische Methoden in der Medizin. Klin. Wschr. **46**, 969–975.
42. Schalm, O. W., N. C. Jain u. E. J. Carroll, 1975: Veterinary hematology, 3rd. ed. Philadelphia: Lea and Febiger.
43. Scheidegger, H. R., H. Gerber u. J. Martig, 1974: Das weiße Blutbild von Aufzucht- und Milchmastkälbern. Schweiz. Arch. Tierheilkd. **116**, 87–94.
44. Scheuer-Karpin, R., 1967: Die Technik des Blutausstrichs. Ärztl. Labor **13**, 383–385.
45. Scheuer-Karpin, R. u. R. D'Heureuse-Gerhardt, 1969: Blutbild aus Venenblut mit EDTA. Ärztl. Labor **15**, 322–328.
46. Schwartz-Porsche, D. u. Chr. Saar, 1966: Panmyelophtise beim Hund. Berl. Münch. Tierärztl. Wschr. **79**, 69–73.
47. Sova, Z. u. J. Komarek, 1964: Einige neue Erkenntnisse über die sogenannte Lymphadenose mit leukozytärem Blutbild beim Hund. Prakt. Tierarzt **45**, 251–252, 299–301.
48. Stobbe, H., 1968: Untersuchungen von Blut und Knochenmark. Berlin: Verlag Volk und Gesundheit.
49. Stöber, M. u. D. Heubner, 1967: Beitrag zur Unterscheidung der Monozyten von Lymphozyten im Blutausstrich vom Rind (Morphologie, Naphthol-AS-Esterase). Zbl. Vet. Med. Reihe A, **14**, 554–569.
50. Straub, R., H. Gerber u. U. Schatzmann, 1972: Hämatologische und klinisch chemische Befunde bei Dexamethason-Behandlung des Pferdes. Schweiz. Arch. Tierheilkd. **114**, 541–560.
51. Thielscher, H. H., 1964: Versuche zur Ermittlung der Leukozytenzahl beim Rind mit Hilfe des Hämatokritverfahrens. Dtsch. Tierärztl. Wschr. **71**, 346–348.
52. Trautwein, G. u. M. Stöber, 1965: Leukämische Mastzellenretikulose beim Rind. Ein Beitrag zum klinischen und histopathologischen Bild der nicht-lymphatischen Leukose des Rindes. Zbl. Vet. Med. Reihe A, **12**, 211–231.
53. Unshelm, J., 1969: Individuelle, tages- und tageszeitabhängige Schwankungen von Blutbestandteilen beim Rind. 4. Mitt.: Das Verhalten der Gesamtleukozyten und der eosinophilen Granulozyten. Zbl. Vet. Med. Reihe A, **16**, 145–153.
54. Urbaneck, D. u. W. Wittmann, 1969: Untersuchungen zur Pathologie und Pathogenese der enzootischen Rinderleukose. 4. Blutmorphologische Befunde bei Fällen von Leukose und Praeleukose. Arch. Exp. Vet. Med. **23**, 1142–1161.
55. Urbaneck, D. u. W. Wittmann, 1971: Vergleichende Betrachtungen zur Klassifikation der Krankheitsformen bei der enzootischen Rinderleukose (Vorschlag für eine einheitliche Nomenklatur). Arch. Exp. Vet. Med. **25**, 697–726.
56. Verter, W. u. M. Schäfer, 1964: Die Bedeutung der Eosinophilie im Blutbild des Hundes. Mhefte Vet. Med. **19**, 150–156.

4 Weitere Anwendungsbereiche hämatologischer Untersuchungsmethoden

4.1 Einleitung

Die unter 2. und 3. dargestellten Untersuchungsmethoden gehen von einer Probe peripheren Blutes des Patienten aus und geben Informationen über den Funktionszustand der Blutzellen, der Blutbildung und des Flüssigkeitshaushaltes. Weitere diagnostische Aufschlüsse sind auf drei Wegen zu erhalten:

Untersuchung des peripheren Blutes mit Spezialverfahren. Die Blutzellen können durch besondere Zählungs- und Färbemethoden, das Blutplasma mit Hilfe der quantitativen Eiweißbestimmung und der elektrophoretischen Auftrennung der Eiweißfraktionen untersucht werden.

Die Feststellung von (physiologischen) immunologischen Unterschieden zwischen Individuen dient als Grundlage für genetische Studien (Verwandtschaftsgrad) und die Bluttransfusion. In der humanmedizinischen Diagnostik hat ferner die Untersuchung der Thrombozytenzahl und der Blutgerinnungsfaktoren erhebliche Bedeutung. Sie wäre auch in der Kleintierpraxis wünschenswert.

Untersuchung der Blutbildungsstätten durch Anfertigung gefärbter Ausstriche des Knochenmarks. Diese ist für die Diagnose primärer Störungen der Leukopoese 3.5 und der Erythropoese 2.9 wichtig.

Anwendung der Untersuchungsverfahren für Blut auf andere Körperflüssigkeiten: Liquor cerebrospinalis, Synovia oder Punktate der großen Körperhöhlen (Peritonealflüssigkeit, Pleuralflüssigkeit).

Für die tierärztliche Praxis kommen von diesen Methoden nur solche in Betracht, deren Anwendung häufiger zu erwarten ist und weder Spezialgeräte noch langwierige Einarbeitung und Erfahrung voraussetzt.

Hier sollen deshalb nur die Zählung der eosinophilen Granulozyten (Thorn Test) sowie die Untersuchung von Liquor cerebrospinalis, Synovia und Punktaten behandelt werden.

4.2 Zählung der eosinophilen Granulozyten (Thorn-Test)

Prinzip

Die eosinophilen Granulozyten lassen sich im unfixierten Zustand mit Eosin färben und sind dann in der Zählkammer leicht von den übrigen Leukozyten zu unterscheiden.

Dieses Zählverfahren wird beim Thorn-Test eingesetzt, einer Nebennierenrinden-Funktionsprüfung, bei der man feststellt, ob sich die Zahl der eosinophilen Granulozyten im Blut nach ACTH-Injektion vermindert. Beim gesunden Individuum ist dies der Fall, weil die Ausschüttung von Glucocorticoiden weitgehendes Verschwinden der eosinophilen Granulozyten aus dem peripheren Blut zur Folge hat (vgl. 3.4, [6] sowie [5] in 1.5).

Methoden
Zählung in der für Erythrozyten und Leukozyten benutzten Zählkammer nach Verdünnung des Blutes 1 : 10 mit 0,2 % Eosinlösung (10 % Aceton, 90 % Aqua dest.) mit der Leukozytenpipette. Da nur 0,2–0,5 G/l dieser Zellen im Blut zu erwarten sind, auf beiden Seiten der Kammer je 5 Felder zu 1 mm^2 auszählen. Ergebnis mit 10^7 multiplizieren. Falls vorhanden, benutzt man zur Zählung der eosinophilen Granulozyten eine Fuchs-Rosenthal-Zählkammer, die ein größeres Volumen hat (= Standardmethode in der Humanmedizin).

Beachte: Die aus Differentialblutbild und Gesamt-Leukozytenzahl errechnete Zahl eosinophiler Granulozyten pro Liter Blut ist zu ungenau, um im Thorn-Test bewertet zu werden.

Interpretation
Die Injektion einer therapeutisch wirksamen Dosis von ACTH soll nach 4 Stunden eine Verminderung der Zahl eosinophiler Granulozyten um mehr als 50 % des vor Behandlung festgestellten Wertes zur Folge haben. Geringerer Abfall spricht für Nebennierenrinden-Insuffizienz.

Der Test ist nicht durchführbar, wenn der Patient vorher stark erregt wurde (Streß) oder eine ACTH- bzw. Glucocorticoidbehandlung erhielt. Außerdem soll er 12 Stunden vorher nicht gefüttert werden.

4.3 Untersuchung von Liquor cerebrospinalis

Prinzip
Physiologischer Liquor cerebrospinalis ist zell- und eiweißarm. Seine Untersuchung mit Hilfe hämatologischer Methoden ermöglicht es, entzündliche Veränderungen zu erkennen und eitrige, in der Regel von Bakterien hervorgerufene Entzündungen, von anderen entzündlichen Krankheitsprozessen zu unterscheiden.

Methoden der Untersuchung des Liquor cerebrospinalis
Liquor cerebrospinalis wird durch Punktion im Bereich des Spatium atlantooccipitale oder Spatium lumbosacrale gewonnen. Da die Zellen zerfallen, muß frisch gewonnener Liquor untersucht werden.

Leukozytenzählung im Liquor
Essigsäure (2–4 %) bis zur Marke 1 in Leukozytenpipette aufziehen, dann Liquor cerebrospinalis bis zur Marke 11 (Mischungsverhältnis umgekehrt wie bei der Leukozytenzählung im Blut, weil sonst zu wenig Zellen zu finden sind). Beide Seiten der Zählkammer werden gefüllt und die Leukozyten in allen Feldern (jedes Zählnetz 9 mm^2 = 18 mm^2 = 1,8 mm^3 Rauminhalt) werden gezählt. Infolge der Verdünnung entspricht das Ergebnis dem Zellgehalt von 1,62 mm^3 Liquor (1,62 + 0,18 = 1,8), geteilt durch rund 1,6 und multipliziert mit 10^6 = Zellzahl pro Liter.

Falls vorhanden, kann zur Leukozytenzählung im Liquor die größere Zählkammer nach Fuchs-Rosenthal benutzt werden (Standardmethode in der Humanmedizin [5, 9, 11] in 1.5). Bei der oben beschriebenen Verdünnung enthält die Fuchs-

Rosenthal-Kammer 3 mm³ Liquor. Die Zellzahl wird daher oft auf dieses Volumen bezogen angegeben z. B. 24/3 Zellen = 0,008 G/l.

Leukozytendifferenzierung im Liquor

Die Liquorprobe wird vorsichtig zentrifugiert und ein Tropfen vom Bodensatz wie Blut auf dem Objektträger ausgestrichen oder als »dicken Tropfen« eintrocknen lassen, gefärbt und differenziert. Oft zerfallen die Liquorzellen beim Stehenlassen oder Zentrifugieren der Probe. Schonender kann man die Zellen durch Sedimentation auf dem Objektträger bei seitlichem Absaugen der Flüssigkeit in einem Membranfilter-Aufsatz gewinnen [13].

Blutbeimengung zur Liquorprobe

Wird bei der Punktion ein Blutgefäß verletzt, dann enthält die Liquorprobe Erythrozyten. Dies ist kein pathologischer Befund, sondern ein Kunstprodukt, frische pathologische Blutaustritte in den Liquor sind demgegenüber selten. Ältere pathologische Blutaustritte in den Liquorraum sind an bräunlichem Liquor zu erkennen.

Bei mäßiger entnahmebedingter Blutbeimengung ist eine Korrektur möglich, indem man die Erythrozytenzahl pro Liter Liquor mit der Zählkammer bestimmt und eine der Erythrozytenzahl entsprechende Anzahl von Leukozyten von den insgesamt gefundenen abzieht.

Soll dies genau durchgeführt werden, muß das Verhältnis von Erythrozyten zu Leukozyten im Blut des Patienten bekannt sein bzw. an einer gleichzeitig entnommenen Blutprobe bestimmt werden. Etwas ungenauer geht man von der Annahme aus, daß in der Regel das Verhältnis von Erythrozyten zu Leukozyten im Blut 1000 : 2 beträgt und korrigiert entsprechend.

$$\frac{\text{Leukozyten der Blutbeimengung}}{\text{Erythrozyten im Liquor}} = \frac{\text{Leukozyten im Blut}}{\text{Erythrozyten im Blut}}$$

Eiweißbestimmung im Liquor cerebrospinalis

Liquor enthält normalerweise etwa 250 mg/l Protein. Das ist weniger als 1/200 des Serum-Eiweißgehaltes. Dies muß bei der Bestimmung mit der Biuret-Methode beachtet werden [5, 9, 11, 14 in 1.5]. Bei Anwendung der zur Bestimmung des Serum-Eiweißgehaltes vorgesehenen Methode sind die im Liquor zu erwartenden Proteinkonzentrationen nicht nachweisbar. Eine Schätzung ist mit Schnelltests für Proteinurie möglich [11] in 1.5.

Interpretation der Liquorbefunde

Liquor cerebrospinalis ist beim gesunden Tier zellarm (bis höchstens 10^7 Leukozyten/l) und eiweißarm (bis höchstens 460 mg/l). Bei Entzündungen im Bereich des Zentralnervensystems sind Zell- und Eiweißgehalt erhöht. Bakteriell verursachte Entzündungsprozesse sind an einem erhöhten Anteil von Granulozyten an der insgesamt vermehrten Zellzahl zu erkennen. Hochgradig zellhaltiger Liquor ist trübe, normal zellarmer wasserklar. Einige Tage zurückliegende pathologische Blutaustritte in den Liquorraum führen zu gelbbrauner Färbung des Liquors (= Xanthochromie) [3, 5, 8, 11, 12, 14, 15, 16, 17].

4.4 Untersuchung von Synovia

Zählung und Differenzierung wie im Liquor cerebrospinalis, aber keine Verdünnung mit Essigsäure, weil diese das Mucin ausfällen würde.

Interpretation von Befunden an Synoviaproben

In vermehrt gefüllten Gelenken kann die Zellzählung und Differenzierung Aufschluß über die Ursache der Störung geben. Die normal zwischen 0,2 und 1,0 Giga Zellen/l, davon höchstens 10 % neutrophile Granulozyten, enthaltende Synovia weist bei bakteriell bedingten Entzündungen erheblich mehr neutrophile auf, der Zellgehalt steigt auf mehrere Giga pro Liter, oft weit höher. Bei traumatischer Arthritis beträgt der Zellgehalt weniger als 1,0 G/l. Weitere Kennzeichen einer bakteriellen Arthritis sind Trübung, herabgesetzte Viskosität und spontane Gerinnung der Synovia [4, 5, 7, 11].

Die Viskosität prüft man durch vorsichtiges Abtropfenlassen von etwas Synovia aus der Entnahmekanüle. Physiologische Synovia zieht sich zu einem Faden aus. Bakterieller Mucopolysaccharidabbau führt zur Tropfenbildung.

4.5 Untersuchung von Punktaten der großen Körperhöhlen

Neben der Bestimmung des Eiweißgehaltes (s. Proteinbestimmung im Blutplasma, 2.4 Untersuchung der Zellelemente wie im Liquor cerebrospinalis 4.3 mit Ausnahme der Zählung.

Interpretation von Befunden an Punktaten der großen Körperhöhlen

Flüssigkeiten, die sich in der Bauchhöhle, der Brusthöhle oder im Herzbeutel sammeln, unterscheidet man in Transsudate, die zellarm sind und weniger als 25 g/l Eiweiß enthalten und Exsudate, mit über 30 g/l Eiweiß und zahlreichen Zellen (Leukozyten, Epithelien). Transsudate entstehen meist durch Stauungen oder Hypoproteinämie, während Exsudate entzündliche Ursachen haben. Exsudate gerinnen infolge ihres Eiweißreichtums oft, oder es finden sich Fibrinfäden darin.

Der Zellgehalt des Punktats wird anhand des gefärbten Ausstrichs beurteilt, in dem man bei Transsudaten keine oder nur wenige losgelöste Serosazellen findet, während in Exsudaten reichlich neutrophile Granulozyten vorkommen. Die Zellen sind oft verklumpt oder im Zerfall befindlich. Ihre Zählung in der Zählkammer gelingt nicht zuverlässig [5, 10, 11].

Differentialdiagnostisch ist bei Abdominalpunktaten an Blasenruptur (extremer Harnstoffgehalt), Gallenblasenruptur (Bilirubinfärbung, -reaktion), akute oder zurückliegende Blutung zu denken (letztere ist schwer von blutigen Trans- und Exsudaten zu unterscheiden). Ruptur des Ductus thoracicus hat Chylotorax, ein trübes, zellarmes Punktat der Brusthöhle zur Folge [10].

4.6 Literatur

1. BISCHOFF, A., 1971: Liquorzytodiagnostik. Dtsch. Med. Wochenschr. **96**, 1881–1883.
2. DUNCAN, J. R. u. K. W. PRASSE, 1977: Veterinary laboratory medicine, clinical pathology. Ames: Iowa State University Press.
3. FANKHAUSER, R., 1953: Der Liquor cerebrospinalis in der Veterinärmedizin. Zbl. Vet. Med. **1**, 136–159.
4. GÄNGEL, H., 1971: Diagnostische Aspekte der Synovialzytologie bei Pferd und Rind. Arch. Exp. Vet. Med. **25**, 65–132.
5. KANEKO, J. J. u. C. E. CORNELIUS, 1971: Clinical Biochemistry of Domestic Animals. 2nd Ed. Vol. II. New York–London: Academic Press.
6. KARG, H., 1955: Das Verhalten der Bluteosinophilen als Belastungsprobe bei Rind und Schwein. Zbl. Vet. Med. **2**, 682–692.
7. LANGE, W., 1961: Zur klinischen Verwertbarkeit zytologischer Synoviauntersuchungen beim Rind. Arch. Exp. Veterinärmed. **15**, 993–1011.
8. MEDWAY, W., J. E. PRIER u. J. S. WILKINSON, 1969: Veterinary Clinical Pathology. Baltimore: Williams & Wilkins Co.
9. MUNZ, E. u. F. W. SPAAR, 1970: Schnelle Untersuchung von Liquorzellen. Ärztl. Labor **16**, 80–85.
10. PRASSE, K. W. u. J. R. DUNCAN, 1976: Laboratory diagnosis of pleural and peritoneal effusions. Vet. clin. of North America **6**, 625–636.
11. ROSENBERGER, G., 1977: Die klinische Untersuchung des Rindes. 2. Aufl. Berlin–Hamburg: P. Parey.
12. SAOULIDIS, K., 1969: Untersuchungen des Liquor cerebrospinalis bei gesunden und kranken Schweinen. Hannover: Tierärztl. Hochschule, Diss.
13. SCHMIDT, U., 1975: Zur Methodik der Liquorzellanreicherung durch Sedimentation. Kleintierpraxis **20**, 136–139.
14. SCHMIDT, U. u. S. HÜBNER, 1974: Zytomorphologische Untersuchungen der Cerebrospinalflüssigkeit von Hunden und in 7 Fällen nach Auftreten von ZNS-Störungen. Zbl. Vet. Med. Reihe A, **21**, 157–164.
15. SLESINGER, L. u. C. L. HRADZINA, 1970: Untersuchung der Zerebrospinalflüssigkeit von Hunden und Pferden. Zbl. Vet. Med. Reihe A, **17**, 338–350.
16. STERCHI, P., 1969: Das normale Liquorzellbild des Hundes. Arch. Exp. Veterinärmed. **23**, 1223–1237.
17. VERWER, M. A. J., 1954: Über Punktion und Untersuchung des Liquor cerebrospinalis beim gesunden und kranken Hund. Schweiz. Arch. Tierheilkd. **96**, 333–334.

5 Gestörte Leberfunktionen

5.1 Einleitung

Da die Leber der klinischen Untersuchung schwer zugänglich ist und bei Erkrankung, abgesehen vom Ikterus, keine spezifischen Symptome hervorruft, dient die Leberdiagnostik zur Klärung folgender Problemstellungen:
1. Feststellung oder Ausschluß eines Leberschadens als Ursache einer Störung des Allgemeinbefindens mit unklaren Symptomen.
2. Differentialdiagnose des Ikterus.
3. Feststellung des Vorliegens und des Umfanges chronischer Leberschäden.

Diagnostische Methoden

Akute, zu Membranpermeabilität oder Leberzellnekrose führende Erkrankungen werden sehr empfindlich durch kurzfristigen Austritt intrazellulärer Enzyme (»Transaminasen«: GOT, GPT, auch GLDH und SDH) ins Plasma angezeigt. Funktionsstörungen betreffen u. a. die Gallenfarbstoffe und führen zu teils gesteigerter (AP, γGT), teils verringerter Syntheseleistung (Albumin, Fibrinogen). Ihr Nachweis durch Funktionstest (BSP) setzt jedoch eine hochgradige Schädigung des Lebergewebes voraus.

Bei schubweisem Verlauf können daher erhebliche Leberschäden vorliegen, ohne daß sie bei einmaliger Untersuchung durch pathologische Laborwerte auffallen. Umgekehrt werden zurückliegende Befunde erhöhter leberspezifischer Enzymaktivität wegen rascher Regeneration der Leber und geringen Umfanges der zugrundeliegenden Nekrosen bei der Sektion oft nicht bestätigt.

Die zur Leberdiagnostik beim Menschen herangezogenen Meßgrößen weisen bei den Haustieren nicht nur hochgradige quantitative Unterschiede auf, die durch entsprechende Normalwerte zu berücksichtigen sind, sondern sie verhalten sich auch qualitativ sehr verschieden, wodurch ihre diagnostische Bewertung zum Teil unmöglich wird.

5.2 Nachweis von Bilirubin und Verbindungen der Urobilinogengruppe

Prinzip

Bilirubin entsteht als Abbauprodukt des Hämoglobinstoffwechsels. Es wird an Albumin gebunden (wasserunlöslich) zur Leber transportiert, dort an Glucuronsäure gebunden (konjugiert) und in dieser wasserlöslichen Form über die Galle ausgeschieden (Abb. 5.1).

Es gibt auffällige tierartliche Unterschiede im physiologischen und pathologischen Stoffwechsel der Gallenfarbstoffe, deren Ursachen nur zum Teil bekannt sind. Zugunsten einer übersichtlichen Darstellung wird von den Verhältnissen beim Menschen ausgegangen, denen die beim Schwein ähneln.

Bilirubinstoffwechsel, physiologisch

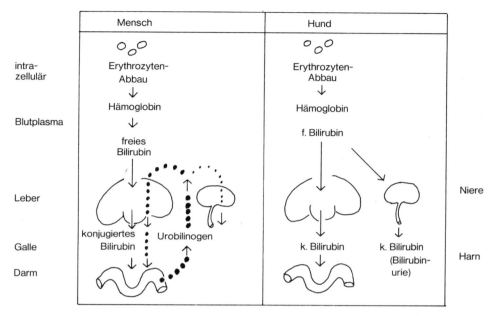

Abb. 5.1 Physiologischer Stoffwechsel der Gallenfarbstoffe. Im Unterschied zum Menschen und Schwein haben viele Hunde die Fähigkeit, freies Bilirubin auch in der Niere mit Glucuronsäure zu verestern und dadurch wasserlöslich zu machen. Das im Darm gebildete Urobilinogen wird teilweise resorbiert und über Galle und Niere erneut ausgeschieden. Bei Hund und Katze fehlt die renale Urobilinogenausscheidung meist

Methoden

Bilirubin im Plasma wird photometrisch bestimmt. Die unterschiedliche Reaktionsgeschwindigkeit des konjugierten und freien Bilirubins mit Sulfanilsäure zu Azobilirubin wird benutzt, um ihren Anteil am Gesamt-Bilirubin zu ermitteln. Man mißt einmal mit Akzelerator (Methanol oder verschiedene Anionen) und erhält Gesamt-Bilirubin, dann ohne = konjugiertes Bilirubin. Das proteingebundene (»freie«) Bilirubin ergibt sich aus der Differenz.

Wenn das Plasma nicht hämolytisch ist und die Tiere keine karotinreiche Nahrung erhalten (Weidegang) können Bilirubinkonzentrationen über 17 μmol/l (1,0 mg/100 ml) aus der Färbung der Plasmasäule im Hämatokrit oder bei der Blutsenkungsreaktion geschätzt werden [13, 18]. Bei den meisten Haustieren sind aber bereits niedrigere Werte als pathologisch anzusehen.

Bilirubin im Harn wird mit Schnelltests nachgewiesen, von denen der Tablettentest Ictotest (Ames) die eindeutigsten Befunde ergibt. Diese Tests reagieren auf konjugiertes Bilirubin, das nach längerer Aufbewahrung des Harns infolge Oxydation nicht mehr nachweisbar ist [20]. Sie fallen bei Rind und Pferd fast immer negativ aus, was auf intravitale Oxidation des Bilirubins zurückgeführt wird [3] in 1.5. Die statt dessen empfohlene Methylenblauprobe ist keine chemische Reaktion, sondern ein Hilfsmittel, die gelbgrüne Bilirubinfarbe vom Urochrom durch Bildung einer

72 Gestörte Leberfunktionen

Mischfarbe deutlicher zu unterscheiden [21]. Beim Schütteln bilirubinhaltigen Harns entsteht ein gelber Schaum. Störungen anderer Schnelltests durch hohen Bilirubingehalt verringern sich nach Filtration des Harns durch ein Papierfilter (Adsorption) [12] in 7.12.

Urobilinogen im Harn kann ebenfalls mit Schnelltests festgestellt werden.
Der Urobilinogennachweis im Harn wird von der ausgeschiedenen Wassermenge entscheidend beeinflußt. Negativer Testausfall kann trotz normaler oder erhöhter Urobilinogenausscheidung bei Polyurie zustandekommen. Da die Teststreifen sich bei positivem Ausfall bräunlich färben, kann hoher Urochromgehalt eine schwachpositive Reaktion vortäuschen.

Diagnostische Bewertung
1. Verhältnisse bei Mensch und Schwein (vgl. Abb. 5.2, Tab. 5.1)

Im Harn läßt sich bei erhöhter Plasmakonzentration freien Bilirubins (pathologisch gesteigerter Blutabbau) kein Bilirubin, wohl aber vermehrter Urobilinogengehalt nachweisen. Wenn der Galleabfluß gestört ist (Rückstau konjugierten Bilirubins) erhöht sich dessen Plasma-Konzentration und es kommt zu Bilirubinausscheidung im Harn. Verbindungen der Urobilinogen-Gruppe werden beim Gallenwegsverschluß nicht gebildet, da kein Bilirubin in den Darm gelangt, sie fehlen daher auch im Harn.

Schäden im Lebergewebe selbst führen sowohl zu erhöhter Konzentration an freiem Bilirubin im Plasma (gestörte Koppelung mit Glucuronsäure) wie zum Anstieg des Spiegels von konjugiertem Bilirubin (Verlegung des Galleabflusses durch zerstörte und geschwollene Zellen innerhalb der Leber). Die im Pfortaderblut enthaltenen Urobilinogene werden bei Leberschäden nur mangelhaft abgefangen, erreichen daher in höherer Konzentration die Niere und werden im Harn vermehrt ausgeschieden [31].

Durch sekundäre Leberzellschäden bei starker Hämolyse und länger andauerndem Gallenstau gelingt die Differentialdiagnose weniger eindeutig, als theoretisch zu erwarten. Nach längerem Hungern steigt der Plasma-Bilirubinspiegel auf pathologische Werte an (extrem beim Pferd) [2, 32].

Tab. 5.1 Interpretation der Gallenfarbstoffbefunde (Ausnahmen s. Text)

Art der Störung	pathologischer Blutabbau	Schädigung der Leberzellen	Stauung der Galle
Plasma:			
freies Bilirubin	●●	●	⊖
konjugiertes Bilirubin	⊖	●	●●
Harn:			
Bilirubin	○	●	○
Urobilinogen	●	●	○

Zeichenerklärung:
● = erhöht, ●● = stark erhöht, ⊖ = normal, ○ = nicht nachweisbar
Normalwerte für Plasma – Bilirubin s. 9.3.5.

2. Hund und Katze (Abb. 5.1)

Bei diesen Spezies tritt physiologische Bilirubinurie auf, so daß nur die hochgradige Bilirubinausscheidung im Harn als ein Verdachtssymptom beurteilt werden kann, das durch Plasmabilirubinbestimmung überprüft werden sollte. Die Fähigkeit, Bilirubin in der Niere zu konjugieren soll allen männlichen und 50 % der weiblichen Hunde eigen sein [24]. Anderen Angaben zufolge bis 20 % der Hunde und 5 % der Katzen ([4] in 1.5). Bei Hämolyse tritt verstärkte Bilirubinurie auf und es kommt nicht zu sichtbarem Ikterus [17]. Urobilinogen wird im Harn von Hund und Katze selten gefunden. Ein positiver Ausfall des Tests spricht gegen Gallengangsverschluß ([4] in 1.5). Sichtbare Verfärbung der Schleimhäute (= Ikterus) ist beim Hund zu erwarten, wenn die Konzentration des Bilirubins im Plasma anhaltend 50 μmol/l (= 3 mg/100 ml) überschreitet [5].

3. Pferd

Die bereits physiologisch hohe Bilirubinkonzentration im Plasma steigt bei Tieren, die kein Futter aufnehmen, bis zu 130 μmol/l (= 7,5 mg/100 ml) [16, 26], so daß eine diagnostische Bewertung problematisch ist. Außerdem kann nicht mit dem Nachweis einer Bilirubinurie gerechnet werden.

4. Rind

Der chemisch eindeutige Nachweis einer Bilirubinurie gelingt nicht (evtl. Methylenblauprobe). Der Urobilinogengehalt des Harns ist diagnostisch bewertbar [21]. Posi-

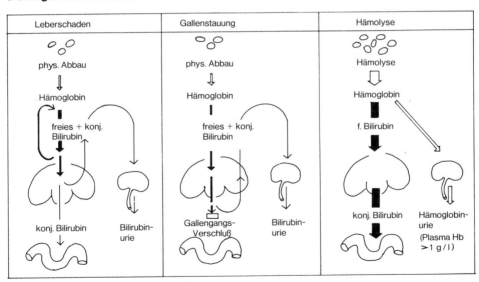

Abb. 5.2 Verhalten des Bilirubins bei hepatischem, posthepatischem und haemolytischem Ikterus. Entsprechende Störungen können bereits vorliegen, wenn Ikterus klinisch noch nicht wahrnehmbar ist. Wie im Text dargestellt, gilt das vom Menschen abgeleitete Schema für unsere Haustiere nur mit Einschränkungen. Gallestauung und Hämolyse haben meist sekundäre Leberschäden zur Folge, was die Differenzierung bei fortgeschrittener Krankheit erschwert

tive Reaktionen ergeben sich mit Urobilistix und Bilugen Teststreifen, nicht jedoch mit dem Urobilinogen spezifischen Ugen Test ([28] in 7.12).

5.3 Farbstoffbelastungstest mit Bromsulfophthalein (BSP)

Prinzip
Es gibt Farbstoffe, die sich nach intravenöser Injektion an Albumin binden und nur über die Leber ausgeschieden werden. Von diesen hat BSP (z.B. Bromthalein, Merck) die breiteste Anwendung gefunden. Als Maß der Ausscheidung dient die Restkonzentration im Plasma, die nach Ablauf einer definierten Zeit noch im Plasma nachweisbar ist (= Retentionstest) oder die Halbwertzeit des Konzentrationsabfalls.

Methoden
Durchführung des Retentionstests
1. Patienten wiegen, zwei Venen zur Punktion vorbereiten (2 Entnahmeröhrchen, Uhr, evtl. Antihistaminpräparat). Genau 5 mg/kg KGW BSP (= Kleintierdosis, Rind 2 mg/kg KGW).
2. Durch Venenpunktion ca. 5 ml Blut gewinnen (= Leerwert). BSP injizieren, Zeit notieren,
3. Nach genau 30 min 5 ml Blut aus zweiter Vene entnehmen.
4. Beide Proben zentrifugieren, Restkonzentration nach Zusatz 0,1 mol Natronlauge photometrisch ermitteln, mit Normalwert vergleichen (Hund unter 0,5 mg/100 ml, übrige Spezies unter Nachweisgrenze) [15, 19, 21].

Bei behelfsmäßiger visueller Beurteilung sollte keine Violettfärbung mehr sichtbar sein [21, 22].

Problematik des Retentionstests
Man muß beachten, daß das Ergebnis dieses einfachen Bromsulfophthalein-Retentionstests nicht nur von der Leistungsfähigkeit der Leber, sondern auch von anderen Faktoren beeinflußt werden kann.

Verfolgt man den Abfall der Bromsulfophthaleinkonzentration im Blutplasma nach der Injektion, so lassen sich 2 Phasen unterscheiden: Zunächst erfolgt ein steiler Abfall, in dem die rasche Aufnahme des Farbstoffes durch die Leber zum Ausdruck kommt. Danach verringert sich die Bromsulfophthaleinkonzentration merklich langsamer, weil ein Teil des mit der Galle ausgeschiedenen Bromsulfophthaleins vom Darm resorbiert wird. Infolge der schubweisen Entleerung der Gallenblase wird die Kurve nicht nur flacher, sondern auch unregelmäßiger (Abb. 5.3). Von den meisten Autoren wird diese Erscheinung als das Ergebnis eines mehrphasigen Ausscheidungsvorganges in der Leber angesehen [15, 17].

Da das injizierte Bromsulfophthalein weder in die Blutzellen noch ins Gewebe (außer der Leber) eindringt, verteilt sich die verabreichte Dosis von 5 mg/kg KGW im Blutplasmavolumen. Je nach dem Verhältnis von Körpergewicht zu Plasmavolumen können dadurch bei verschiedenen Patienten recht unterschiedliche Konzentrationen am Anfang des Versuchs zustande kommen, die natürlich auch die nach 30 min verbleibende Bromsulfophthaleinkonzentration beeinflussen.

Kinetik der BSP-Ausscheidung

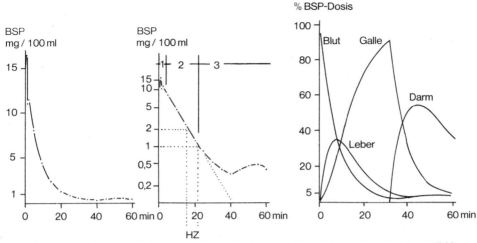

Meßwerte von 40 Menschen (li. linear, re. halblogarithm.)
1: Mischung   2: exponentielle Elimination
3: Verzögerung durch Resorption   HZ: Halbwertzeit

Modell der Kinetik (nach Dost, 1968)

Abb. 5.3 Kinetik der BSP-Ausscheidung beim Menschen. Die Abflachung und Unregelmäßigkeit der BSP-Retentionskurve ist durch Resorption des mit der Galle ausgeschiedenen BSP im Darm zu erklären [4]. Beim Hund beginnt die Abflachung der Kurve bereits nach 10 Minuten [15, 17, 19]

Außerdem ist es schwierig, die niedrige Restkonzentration exakt zu messen, da bereits geringgradige Hämolyse des Leerwerts oder der Probe starke Abweichungen ergibt. Als Ursachen der Hämolyse kommen sturzartige Injektion des BSP (Osmosewirkung) und mangelhafte Blutentnahmetechnik (Erythrozytenzerstörung) infrage ([9] in 1.5).

Bestimmung der BSP – Halbwertzeit

1. Zwei Venen zur Punktion vorbereiten (Reserve), 3 Entnahmeröhrchen mit Antikoagulans, 4 Kanülen, Injektionsspritze, Uhr, Antihistaminpräparat. BSP Dosis in Spritze ziehen (diese Kanüle nicht zur Blutentnahme verwenden).
2. Durch Venenpunktion 5 ml Blut gewinnen (= Leerwert, auch für weitere Untersuchungen verwendbar), ca. 5 mg/kg KGW BSP (Großtier insgesamt 1,0 g) injizieren, Kanüle entfernen.
3. Nach ca. 5 min weiter distal oder 2. Vene mit neuer Kanüle punktieren, 5 ml Blut gewinnen (= 1. Probe), Zeit notieren, Kanüle entfernen oder mit Antikoagulans und Stopfen versehen fixieren.
4. Nach 3–5 Minuten (normale Halbwertzeit) erneute Blutentnahme (= 2. Probe), Zeit notieren, Kanüle entfernen.
5. Leerwert und beide Proben zentrifugieren, BSP Konzentration photometrisch im Plasma bestimmen. Da die BSP Konzentration höher als im Retentionstest ist, wird nur 1/5 (Großtiere 1/2) der in den Analysevorschriften ([20] sowie [9, 11] in 1.5) angegebenen Plasmamenge verwendet. Zeitdifferenz zwischen 1. und 2. Probe errechnen.

76 Gestörte Leberfunktionen

6. Werte in das Schema der Abb. 5.4 eintragen. Punkte mit dem Lineal verbinden. Zeit für die Hälfte der BSP Konzentration in Probe 1 aus der Kurve ablesen = Halbwertzeit.

Kommentar zur BSP-Halbwertzeit

Zwar kann die Messung im Photometer nicht durch eine visuelle Abschätzung ersetzt werden wie beim Retentionstest und es müssen drei Proben entnommen werden. Sonst aber hat die Bestimmung der Halbwertzeit nur Vorteile: schnellere Durchführung, kein Wiegen oder genaues Einhalten der Entnahmezeit, genauere Messung wegen höherer Farbstoffkonzentration im Plasma und daher auch geringerer Einfluß der BSP Rückresorption und eventueller Hämolyse.

Die seltene klinische Anwendung ist wahrscheinlich durch die kompliziert erscheinende mathematische Form der Auswertung zu erklären, die meist angegeben wird.

Abb. 5.4 zeigt eine einfache graphische Methode, die notfalls auf Millimeterpapier oder kariertem Schreibpapier erfolgen kann, wenn die Zeit zwischen den Probenentnahmen an der oberen Grenze der physiologischen Halbwertzeit gewählt wird.

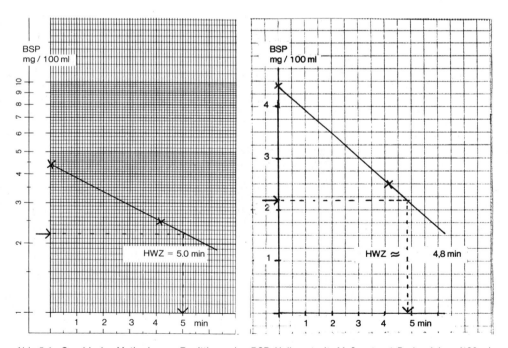

Abb. 5.4 Graphische Methode zur Ermittlung der BSP Halbwertzeit. Meßwerte: 1. Probe 4,4 mg/100 ml; 2. Probe 2,5 mg/100 ml, Zeitdifferenz 4 min 10 s (= 4,16 min). Links auf halblogarithmischem Papier (korrekt), rechts Behelfsmethode, bei der die Zeitdifferenz zwischen den Proben im oberen Normalbereich der HWZ liegen muß. Hierbei werden Halbwertzeiten, die länger als die Zeitdifferenz zwischen Proben sind, unterschätzt und umgekehrt

Tab. 5.2 Physiologische Halbwertzeiten der BSP-Elimination

Hund	Pferd	Rind	Schaf	Quelle
3,0–4,3	1,8–3,7	3,0–6,0	1,9–3,1	[3]
(2,3–3,5)[1]	1,8–3,8	2,3–5,1	1,4–2,6	[15]

[1]) aus Kurven in [15] errechnet.

Fehlerquellen: starke Hämolyse, Lipämisches Plasma, ungenaue Zeitdifferenz Probe 1 – Probe 2.

Extrahepatische Ursachen verlängerter Halbwertzeit
Neben dem Plasmavolumen, dessen Einfluß durch die Bestimmung der Halbwertzeit ausgeschaltet werden kann, beeinflussen zwei weitere Faktoren das Ergebnis des Bromsulfophthaleintestes, die nicht mit Lebererkrankungen zusammenhängen müssen. Dieses sind die Leberdurchblutung und die Konzentration freien Bilirubins im Plasma.

Bei verringerter Leberdurchblutung, z. B. Stauungen im großen Kreisverlauf, verzögert sich der Abfall der Bromsulfophthaleinkonzentration, auch wenn die Leberzellen voll funktionsfähig sind. Erhöhte Plasmakonzentration an freiem Bilirubin verringert die Aufnahmefähigkeit der Leberzellen für Bromsulfophthalein auch dann, wenn das Bilirubin-Angebot bei intaktem Leberstoffwechsel lediglich infolge starken Blutabbaus zustande kommt. Ausführliche Angaben zur Durchführung von Farbstoffbelastungstests finden sich in: [15, 17, 19, 21, 29, 30].

Interpretation der Farbstoffbelastungstests
Eine verlangsamte Ausscheidung von Bromsulfophthalein findet man bei:
□ akutem Leberschaden (Hepatitis, Nekrose),
□ chronischem Leberschaden (Cirrhose, Tumor),
□ Gallenstauung (Rückstau auch des Farbstoffs),
□ Hämolyse (Konkurrenz von Farbstoff und Bilirubin),
□ mangelhafter Leberdurchblutung (Kreislaufschaden).

5.4 Plasma-Aktivitätsbestimmung der alkalischen Phosphatase

Prinzip
Die Aktivität der alkalischen Phosphatase im Blutplasma ergibt sich aus dem Zusammenwirken mehrerer Isoenzyme. Im gesunden Organismus stammt ein Großteil der im Plasma nachweisbaren Aktivität aus den Osteoblasten. Bei Störungen des Galleabflusses erscheinen zusätzlich andere Isoenzyme der alkalischen Phosphatase im Blut, welche im Typ denen gleichen, die in den Zellen der Gallengänge und der Darmschleimhaut gebildet werden [12].

Gestörte Leberfunktionen

Da es nicht ohne weiteres gelingt, die Isoenzyme der alkalischen Phosphatase zu unterscheiden, nahm man bis vor kurzem an, daß bei Gallestauung die Ausscheidung der aus den Osteoblasten stammenden alkalischen Phosphatase gestört sei und daß dieses die Ursache der erhöhten Enzymaktivität im Plasma wäre; für die Diagnostik ist der Unterschied zwischen diesen beiden Auffassungen ohne praktische Bedeutung.

Bei allen Krankheitsvorgängen, die mit gesteigerter Osteoblastentätigkeit einhergehen (Rachitis, Knochentumoren) steigen die Werte der alkalischen Phosphatase im Plasma ebenso an, wie bei allen Störungen des Galleabflusses innerhalb und außerhalb der Leber. Verwechselungen dieser beiden Krankheitsgruppen sind aber bei Beachtung der übrigen klinischen Symptome kaum möglich.

Methodik
Auf die Nachweismethodik wird weiter unten bei der Aktivitätsbestimmung von Leberzellenzymen eingegangen ([20] auch [9, 11] in 1.5).

Stellung der alkalischen Phosphatase in der Enzymdiagnostik von Lebererkrankungen
Alle Enzymbestimmungen laufen technisch sehr ähnlich ab. Die pathophysiologische Bedeutung einzelner Enzyme ist aber sehr unterschiedlich, so daß bei der Interpretation von Enzymwerten im Plasma zur Leberdiagnostik Enzyme unter drei Gesichtspunkten interessant werden:

☐ Enzyme, die aus geschädigten Leberzellen ins Blutplasma austreten (z.B. GPT, GLDH, SDH).
☐ Enzyme, die physiologischerweise von der Leber gebildet und ins Plasma ausgeschieden werden (z.B. Cholinesterase).
☐ Die hier besprochene alkalische Phosphatase, die von der Leber bei Gallestauung vermehrt gebildet wird bzw. dann nicht aus dem Plasma entfernt und in die Galle ausgeschieden wird.

Normalwerte und Interpretation der Aktivität alkalischer Phosphatase im Blutplasma
Beim Vergleich von selbst gemessenen Aktivitätswerten mit Normalwerten der Literatur muß man darauf achten, daß das Ergebnis in gleichartigen »Einheiten« ausgedrückt wird, denn gerade für dies Enzym gibt es zahlreiche Methoden, die sich im Zahlenwert des Ergebnisses unterscheiden. In grober Annäherung kann man sagen, daß Allesfresser und Fleischfresser Werte aufweisen, die denen des Menschen gleichen. Jungtiere und Kinder haben höhere Normalwerte. Bei Pflanzenfressern schwanken die Normalwerte stark, so daß, wenn überhaupt, nur hochgradige Abweichungen feststellbar sind. Gallestauung bei Katzen hat keinen AP-Anstieg zur Folge ([31] in 8.7).

Normalwerte für Plasma-AP s. 9.3.5.

Erhöhte Aktivität der alkalischen Phosphatase im Plasma hat die gleiche Bedeutung wie eine erhöhte Konzentration konjugierten Bilirubins oder dessen Nachweis im

Harn. Im Gegensatz zur Bilirubinbestimmung gilt die alkalische Phosphatase als besonders empfindlicher Indikator [6, 17, 18].

5.5 Bestimmung der Gamma Glutamyl Transpeptidase (γ GT)

Als Indikator von Gallenstauung und Leberschäden reagiert die γ GT beim Menschen empfindlicher als die alkalische Phosphatase, ohne wie diese von der Osteoblastenaktivität beeinflußt zu werden [33].

Bei Hund und Katze findet man physiologisch niedrige Aktivitäten und keine diagnostisch verwertbare Erhöhung bei Leberkrankheiten.

Beim Rind wurden extreme Erhöhung bei Gallestauung und deutliche bei Hepatitis und sonstigen Leberfunktionsstörungen festgestellt [7].

Bestimmungsmethoden für γ GT in [1, 20] und auch [9, 11] in 1.5. Normalwerte s. 9.3.5.

5.6 Die Plasmaproteinuntersuchung in der Leberdiagnostik

Prinzip der Serumelektrophorese

Abgesehen von den Gamma-Globulinen werden die Proteine des Blutplasmas hauptsächlich in der Leber synthetisiert. Bei schweren Leberschäden ist daher ein verminderter Gehalt des Blutplasmas vor allem in der Albuminfraktion zu erwarten.

Zur Untersuchung wird allerdings nicht Plasma sondern eine Serumprobe gewonnen, da das im Plasma enthaltene Fibrinogen die elektrophoretische Auftrennung der Eiweißfraktionen stören würde. Der diagnostische Wert der Serumelektrophorese bei Leberkrankheiten der Haustiere ist gering, weil erst länger anhaltende schwere Leberschäden das Albumin merklich verringern und weil ähnliche Verschiebungen im Albumin-Globulin-Verhältnis auch bei Glomerulumschäden und chronischen Infektionen zu erwarten sind.

Serumlabilitätsproben

Die sogenannten Serumlabilitätsproben, zu denen im weiteren Sinne auch die Blutsenkungsreaktion gehört, sind noch unspezifischer und unzuverlässiger und können zur Differentialdiagnose von Leberkrankheiten beim Tier als überholt angesehen werden [5, 17, 27].

Blutgerinnungsfaktoren

Zu den von der Leber synthetisierten Proteinen gehören auch Fibrinogen und Prothrombin. Demnach wären Störungen der Blutgerinnung bei hochgradigen, länger bestehenden Leberschäden zu erwarten.

Wenn keine Galle in den Darm gelangt, dann unterbleibt die Vitamin-K-Resorption aus dem Darm und die Prothrombin-Bildung ist ebenfalls gestört.

Über den Wert der Prothrombin- und Fibrinogenbestimmung zur Diagnose von Leberschäden beim Tier ist wenig bekannt.

5.7 Aktivitätsbestimmung von Leberzellenzymen im Blutplasma

Prinzip

Die meisten der im Organismus vorhandenen Enzyme bleiben nach ihrer Synthese im Inneren der Zelle und bewirken dort die erforderlichen Stoffwechselvorgänge. Da der Stoffwechsel in den einzelnen Organen des Körpers unterschiedlich abläuft, finden sich die einzelnen Enzyme in Organen bzw. Geweben von unterschiedlicher Funktion, z. T. in sehr verschieden hoher Konzentration. In das Blutplasma gelangen diese Enzyme nur bei Schädigung der Zellmembran oder vollständigem Zelluntergang.

Man sollte deshalb erwarten, daß man im Blutplasma gesunder Patienten überhaupt keine intrazellulären Enzyme findet. Dies ist aber nicht so. Sie sind darin, wenn auch in geringerer Konzentration, ständig nachweisbar. Diese normalen Enzymaktivitätswerte kommen wahrscheinlich durch den ständig ablaufenden Erneuerungsprozeß der Körperzellen (»Zellmauserung«) zustande, bei dem aus abgebauten Zellen intrazelluläre Enzyme freiwerden und ins Blut gelangen.

Übersteigt der Zellzerfall das normale Ausmaß z. B. infolge Entzündung oder Nekrose eines Organes, dann gelangen große Mengen intrazellulärer Enzyme ins Blut. Bei der Bestimmung von Enzymaktivitäten in Blutplasmaproben des Patienten sind in solchen Fällen besonders diejenigen Enzyme vermehrt nachweisbar, die in dem geschädigten Organ in hoher Konzentration vorkommen.

GPT- und GOT-Bestimmung

Ein annähernd leberspezifisches Enzym, d. h. ein Enzym, das in der Leber in erheblich höherer Konzentration vorkommt, als in anderen Organen und bei Leberschäden mit hoher Aktivität im Blutplasma nachweisbar wird, ist die GPT (Glutamat-Pyruvat-Transaminase). Dies trifft allerdings nur für Hund, Katze und Mensch zu, nicht aber für die Leber anderer Tierarten, die verhältnismäßig wenig GPT enthalten. Beim Pferd kann die Sorbit-Dehydrogenase (SDH) als leberspezifisches Enzym beurteilt werden.

Die Feststellung erhöhter GPT-Werte im Blutplasma eines Hundes berechtigt allerdings noch nicht zur zweifelsfreien Diagnose eines Leberschadens, denn geringe GPT-Gehalte finden sich selbstverständlich auch in anderen Organen. Besonders wichtig sind in diesem Zusammenhang Herz- und Skelettmuskulatur. Ausgedehnte Muskelschäden könnten daher auch eine mäßige Erhöhung der GPT hervorrufen.

Um diese Fehlerquelle auszuschließen, bestimmt man zweckmäßigerweise die Aktivität eines weiteren Enzyms, das in der Muskulatur etwa gleich hoch oder höher konzentriert vorkommt, als in der Leber: GOT (Glutamat-Oxalacetat-Transaminase). Bei Leberschäden sind sowohl GPT wie GOT erhöht im Plasma nachweisbar, Muskelschäden (auch Herzmuskelschäden) erhöhen dagegen die GOT-Aktivität im Blutplasma weit stärker als die der GPT [8, 9, 14, 17, 25].

GOT- und CK-Bestimmung

Bei den Haustieren, die keine hohe GPT-Konzentration in den Leberzellen aufweisen, geht man den umgekehrten Weg. Man bestimmt GOT und außerdem ein für die

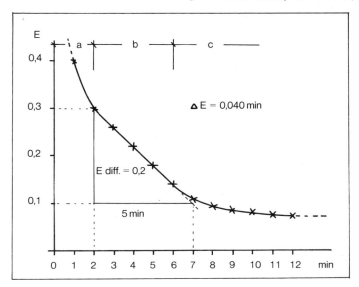

Abb. 5.5 Beispiel für die graphische Auswertung einer Enzymreaktion. Die Messung wurde 1 min nach Zugabe des Plasmas bei der Extinktion 0,40 begonnen und ergab im Minutenabstand folgende Werte: 0,40; 0,30; 0,26; 0,22; 0,18; 0,14; 0,11; 0,092; 0,084; 0,080; 0,076; 0,074. Die Kurve zeigt
a) einen steileren Anfangsteil durch Nebenreaktionen (es gibt auch Reaktionen mit flachem, verzögertem Einsatz, z. B. CK),
b) den auswertbaren linearen Abschnitt $\Delta E = 0,040/min$,
c) asymptotisches Auslaufen infolge Substraterschöpfung.
Allen folgenden Beispielen von Auswertefehlern wird der gleiche Verlauf der Enzymreaktion zugrunde gelegt. Selbstverständlich sind derartige Fehler bei der idealisierten Beispielskurve kaum zu erwarten, sondern eher bei sehr schnellen oder sehr langsamen Reaktionen

quergestreifte Muskulatur charakteristisches Enzym, die CK (Creatinkinase, auch CPK, Creatin-Phospho-Kinase bezeichnet), von dem in der Leber nur sehr wenig vorhanden ist.

Bei Leberschäden ist dann lediglich die GOT nennenswert erhöht, während bei Muskelerkrankungen sowohl GOT- wie vor allem CK-Werte im Blutplasma ansteigen ([10, 11] s. auch 6.5).

Methodik

Im Gegensatz zu den verhältnismäßig einfachen Voraussetzungen für die Bestimmung der Bilirubinkonzentration oder des Bromsulphaleingehaltes einer Blutprobe erfordern Enzymbestimmungen neben einem zuverlässigen Photometer ein Wasserbad mit konstanter Temperatur, Glas- oder Plastikgeräte, die frei von Verunreinigungen sind (auch von Reinigungsmittelresten) und einen Kühlschrank zum Aufbewahren von Reagentien. Die Nachweismethoden lassen sich unterteilen in die sogenannten Farbtests, bei denen man nach Ablauf einer Enzymreaktion das entstandene Reaktionsprodukt oder auch den Rest des noch nicht verbrauchten Substrats dadurch nachweist, daß eine, manchmal durch weitere Reaktionen erzeugte, farbige Verbindung im Photometer gemessen wird, und in die U.V.-Tests.

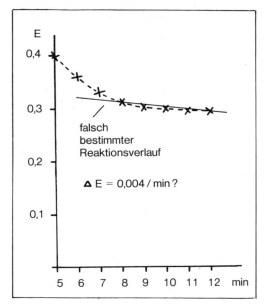 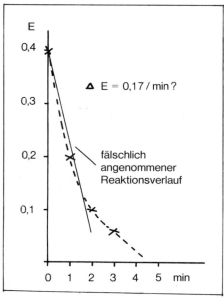

Abb. 5.6 (links)   Beispiel für Fehler durch zu späte Messung. Kann bei sehr hoher Enzymaktivität leicht entstehen, da der lineare Kurventeil dann sehr steil ist. Im Zweifelsfall Reaktion mit verdünntem Plasma wiederholen. Die Messung setzt bei der 5. Minute unserer Beispielskurve ein, das Photometer wurde, wie üblich, auf den Anfangswert E = 0,40 gestellt. Dadurch wird 0,090 der Beispielskurve Abb. 5.5 zu 0,40, der folgende Wert 0,14 zu 0,36 usw. Es wird fälschlich eine kaum noch meßbare Enzymaktivität ermittelt

Abb. 5.7 (rechts)   Beispiel für Fehler durch zu frühe und zu kurze Messung. Erste Messung unmittelbar nach Start der Reaktion (0). Photometerstellung bei Meßbeginn E = 0,40; dadurch wird der erste Wert unserer Beispielkurve Abb. 5.5 = 0,20 statt 0,40; der zweite 0,10 statt 0,30 usw. Es ergibt sich ein fälschlich zu hohes Meßergebnis ΔE

Diese nutzen die Tatsache aus, daß viele enzymatische Reaktionen sich so gestalten lassen, daß direkt oder indirekt die Coenzyme NAD oder NADP daran beteiligt werden. Im reduzierten Zustand absorbieren diese Coenzyme U. V.-Licht, im oxydierten dagegen nicht. Der durch die Enzymreaktion verursachte Übergang des Coenzyms von der einen in die andere Form wird im Photometer bei ultravioletter Lichtquelle festgestellt und dient als Maß der Enzymaktivität [1, 20].

Für die meisten, klinisch wichtigen Enzyme sind sogenannte **»optimierte« UV-Tests** entwickelt worden, die einen besonders empfindlichen Nachweis der Enzymaktivität ermöglichen. Ausnahmen: AP und γ GT.

Im kinetischen Test wird die Änderung der Lichtdurchlässigkeit des Testgemischs pro Minute (= ΔE) nach Zusatz des Patientenserums (bzw. Plasmas) im Photometer verfolgt und daraus die Enzymaktivität errechnet. Der Zahlenwert von ΔE hängt nicht nur vom Enzym sondern auch von Testgemisch, Wellenlänge des Lichts, Temperatur und Schichtdicke der Küvette ab (s. Angaben der Reagenzienhersteller).

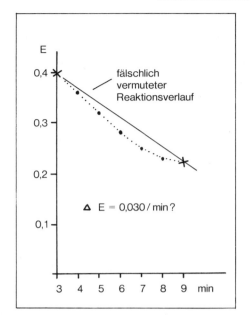 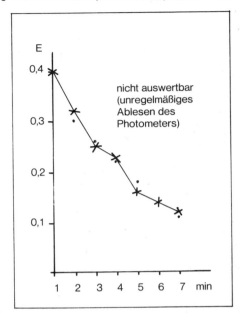

Abb. 5.8 (links)   Bei Beschränkung der Messung auf nur zwei Ablesungen kann der erfaßte Teil der Enzymreaktion nicht auf Linearität überprüft werden. Hohe Enzymaktivitäten werden in der Regel unterschätzt. Häufiger Fehler bei rein rechnerischer Auswertung

Abb. 5.9 (rechts)   Ungenaue Ablesezeiten ergeben bei graphischer Darstellung einen scheinbar regellosen Reaktionsablauf. Messung wiederholen

Im Gegensatz zu anderen photometrischen Bestimmungen sind beim kinetischen Enzymtest trotz richtiger Messung allein durch Fehler bei der Auswertung falsche Ergebnisse möglich. Die Abbildungen 5.5 bis 5.9 zeigen die häufigsten Fehlerquellen. Da sie bei **graphischer Auswertung** eher erkennbar sind, wird dies Vorgehen besonders bei nur gelegentlich anfallenden Enzymaktivitätsbestimmungen empfohlen.

Bei rechnerischer Auswertung sind die Extinktionsdifferenzen pro Minute einzeln zu bestimmen. Eine Folge weitgehend übereinstimmender Werte (im Beispiel fett gedruckt) bezeichnen den linearen Kurventeil. Nur aus diesem errechnet man ΔE als arithmetischen Mittelwert. Für die Meßwertreihe unserer Beispielskurve (Abb. 5.5) ergäben sich 0,10; **0,04; 0,04; 0,04; 0,04;** 0,03; 0,018; 0,008; 0,004; 0,002.

Bei Beschränkung der Ablesung auf wenige Werte im Minutenabstand oder alleiniger Auswertung von Anfangs- und Endwert sind grobe Fehler möglich. Optimale Intervalle:
2 x 30 s, 4 x 1 min, 1 x 5 min.

Temperaturfehler

Die Reaktionsgeschwindigkeit bei Enzymbestimmungen nimmt pro °C etwa um 8–10 % zu. Aus dem Kühlschrank entnommene oder lange in der Hand gehaltene Reagenzien sind auf Thermostattemperatur 25° zu bringen.

Bei orientierenden Versuchen zur **Enzymaktivitätsbestimmung ohne Thermostat** kann die Raumtemperatur mit einem geeichten Thermometer gemessen werden und eine rechnerische Korrektur der in der Regel zu niedrig ermittelten Werte erfolgen. Die Ergebnisse sind **Schätzwerte,** bei denen nur deutliche Erhöhung bewertet werden darf.

Interpretation

Anlaß zu erhöhter Aktivität von Leberzellenzymen im Plasma geben Schäden verschiedenen Grades

☐ erhöhte Membranpermeabilität (reversibel),
☐ Leberzelldegeneration (teilweise reversibel),
☐ Leberzellnekrose (irreversibel).

Bei Membranstörungen werden vorwiegend zytoplasmatisch lokalisierte Enzyme frei (GPT), bei schweren Schäden auch intramitochondriale (GLDH) [8, 9]. Wegen kurzer Halbwertzeit ist der GLDH-Anstieg nur während des akuten Krankheitsprozesses nachweisbar.

Da bereits die Schädigung kleiner Abschnitte der Leber deutliche Enzymanstiege im Blutplasma zur Folge hat, ist die Enzymbestimmung ein sehr empfindliches Hilfsmittel, das eindeutige Schlüsse auf das Vorliegen geschädigten Lebergewebes zuläßt. Wie alle Proteine, verschwinden die Enzyme aber allmählich aus dem Blutplasma. Ihre Halbwertzeit beträgt je nach Enzym einige Stunden oder Tage. Kommt der Krankheitsprozeß zum Stillstand, dann werden keine neuen Leberenzyme mehr freigesetzt und kurze Zeit später sind die Enzymwerte im Blutplasma wieder normal. Wenn z. B. nach überstandener Vergiftung der größte Teil der Leberzellen durch Bindegewebe ersetzt worden ist (Cirrhose), dann ergibt die enzymatische Untersuchung unter Umständen keine erhöhten Werte, obwohl die Leber in ihrer Leistungsfähigkeit stark gestört ist.

Unterscheidung eines akuten einmaligen Leberschadens von protrahiertem oder rezidivierendem Verlauf durch erneute Untersuchung nach 4 Tagen:

Bei Stillstand des Prozesses müssen alle erhöhten Enzymaktivitäten unter 50 % des Ausgangswertes betragen, GLDH, SDH und GOT wegen kurzer Halbwertzeit wesentlich weniger.

Normalwerte für GOT, GPT, CK s. 9.3.5.

SDH beim Pferd: 0–2 U/l [11], Rind: 1–7 [11, 21].

Wie bei der alkalischen Phosphatase ist unbedingt darauf zu achten, daß die Ergebnisse unterschiedlicher Methoden erst nach Umrechnung vergleichbar sind (optimierte Methoden, Farbtests).

Bei Einsendungen und ersten eigenen Versuchen schützt man sich am besten vor Irrtümern durch gleichzeitige Untersuchung der Blutprobe des Patienten und eines genormten Kontrollserums (notfalls eine Probe von einem weiteren, klinisch gesund erscheinenden Tier).

5.8 Literatur

1. BERGMEYER, H. U., 1970: Methoden der enzymatischen Analyse. 2. Aufl. Bd. 1. Weinheim: Chemie.
2. CAKALA, S. u. K. BIENIEK, 1975: Bromsulphthalein clearance and total bilirubin level in cows deprived of food and water. Zbl. Vet. Med. Reihe A, **22**, 605–610.
3. CHRISTOPH, H. J. u. H. MEYER, 1971: Arbeitsmethoden des Laboratoriums in der Veterinärmedizin, Klinisches Laboratorium. 2. Aufl. Leipzig: S. Hirzel.
4. DOST, H. F., 1968: Grundlagen der Pharmakokinetik. 2. Aufl. Stuttgart: G. Thieme.
5. EIKMEIER, H., 1960: Diagnostische Untersuchungen über die Lebererkrankungen des Hundes. Zbl. Vet. Med. **7**, 22–58.
6. FILIPOVIĆ, I., 1965: Methoden und diagnostischer Wert der Phosphatasebestimmung beim Hund. Kleintier-Prax. **10**, 199–201.
7. FINDEISEN, R., 1972: Untersuchungen über die Aktivität der γ-Glutamyl-Transpeptidase im Serum gesunder und kranker Rinder. Hannover: Tierärztl. Hochschule, Diss.
8. FREUDIGER, U., 1970: Leberkrankheiten bei Hund und Katze. Kleintier-Prax. **16**, 89–98.
9. FREUDIGER, U., 1972: Diagnostik der Lebererkrankungen bei Kleintieren. Schweiz. Arch. Tierheilkd. **114**, 49–56.
10. GERBER, H., 1964: Enzymdiagnostik bei inneren Krankheiten des Pferdes. Zbl. Vet. Med. Reihe A, **11**, 135–150.
11. GERBER, H., J. MARTIG u. R. STRAUB, 1973: Enzymuntersuchungen im Serum von Großtieren im Hinblick auf Diagnose und Prognose. Tierärztl. Praxis **1**, 5–18.
12. GREUNER-SIGUSCH, P., 1977: Alkalische Phosphatase. Ärztl. Lab. **23**, 44–48.
13. HEFEL, P., 1978: Die visuelle Beurteilung des Serums unter besonderer Berücksichtigung der Bilirubin-Konzentration. Ärztl. Lab. **24**, 352–354.
14. JAKSCH, W., 1974: Diagnose und Therapie von Leberkrankheiten bei Kleintieren. Wien. tierärztl. Mschr. **61**, 127–138.
15. KANEKO, J. J. u. C. E. CORNELIUS, 1970: Clinical Biochemistry of domestic animals. Vol. 1, Vol. 2, 2. ed. New York–London: Academic Press.
16. KONRÁD, J., 1968: Bilirubinämie in der Differentialdiagnostik von Hepatopathien und inneren Krankheiten der Pferde. Mhefte Vet. Med. **23**, 622–626.
17. LETTOW, E., 1962: Experimentelle und klinische Untersuchungen zur Diagnose der Lebererkrankungen des Hundes. Zbl. Vet. Med. **9**, 75–108, 109–157.
18. MEDWAY, W., J. E. PRIER u. J. S. WILKINSON, 1969: A textbook of veterinary clinical pathology. Baltimore: The Williams and Wilkins Co.
19. MIELKE, H., 1959: Der BSP Leberfunktionstest beim Hund. Arch. Exp. Vet. Med. **13**, 358–380, 381–402.
20. RICHTERICH, R. u. J. P. COLOMBO, 1978: Klinische Chemie. 4. Aufl. Basel: S. Karger.
21. ROSENBERGER, G., 1977: Die klinische Untersuchung des Rindes. 2. Aufl. Berlin–Hamburg: P. Parey.
22. ROSSOW, N., 1962: Zur klinischen Diagnostik der Lebererkrankungen des Rindes. Mhefte Vet. Med. **17**, 769–774.
23. ROSSOW, N., P. RITTENBACH u. D. URBANECK, 1966: Klinisch-bioptische und funktionelle Untersuchungen der Leber bei verschiedenen Erkrankungen des Rindes. Mhefte Vet. Med. **21**, 373–376.
24. DE SCHEPPER, J., 1973: Afbraak van hemoglobin tot bilirubine in de nier van de hond. Mededlingen Fac. Diergeneesk., Gent, **17**, 1–148.
25. SOMMER, H., 1965: Grundlagen, Bedeutung und Grenzen der Enzymdiagnostik bei Herz- und Lebererkrankungen. Kleintier-Prax. **10**, 233–239.
26. SOVA, Z., 1964: Die Bedeutung der Ermittlung der Bilirubinämie für die Diagnostik der Hepatopathien bei Pferden. Zbl. Vet. Med. Reihe A, **11**, 760–772.
27. SOVA, Z., 1968: Zehnjährige Erfahrungen in der Diagnostik akuter Hepatitiden und akuter Hepatosen bei Pferden. Prakt. Tierarzt **49**, 351–353.
28. SOVA, Z., 1969: Laborbefunde bei Pferden mit diffuser Lebernekrose und Leberkoma. Prakt. Tierarzt **50**, 311–315.
29. SOVA, Z. u. J. KOMAREK, 1964: Der Bromsulphalein-Leberfunktionstest beim Pferd. Zbl. Vet. Med. Reihe A, **11**, 448–460, 502–509.
30. SOVA, Z., J. KOMAREK u. J. JICHA, 1964: Der Bromsulfaleintest in der Diagnose der inneren Krankheiten beim Hund. Kleintier-Prax. **9**, 189–199.
31. SPÖRRI, H. u. H. STÜNZI, 1969: Pathophysiologie der Haustiere. Berlin–Hamburg: P. Parey.
32. ZELLER, R. u. H. KELLER, 1964: Ikterus, Bilirubinämie und Leberfunktion bei Darmerkrankungen der Pferde. Mhefte Vet. Med. **19**, 465.
33. ZINSER, W., 1977: Gamma Glutamyltransferase (γ GT). Ärztl. Lab. **23**, 31–36.

6 Störungen des Energiestoffwechsels

6.1 Einleitung

Indikationen

Den praktisch wichtigen Störungen des Energiestoffwechsels unserer Haustiere, nämlich Ketose und Diabetes mellitus, liegen insofern ähnliche biochemische Vorgänge zugrunde, als in beiden Fällen der Organismus nicht mehr imstande ist, die bei gesteigertem Fettsäureabbau entstehenden Ketonkörper im Stoffwechsel zu verwerten (Abb. 6.1–6.3).

Die klinischen Symptome dieser Krankheiten (Abmagerung, Apathie, bei Diabetes mellitus zusätzlich Polyurie) sind recht unspezifisch und ähneln denen bei chronischen Entzündungsvorgängen, Nierenschäden oder bösartigen Tumoren.

Zur Diagnosestellung sind daher in der Regel Laboruntersuchungen erforderlich.

Diagnostische Hilfsmittel

Einfache qualitative Nachweise von Ketonkörpern (Acetessigsäure und Aceton) sowie Glucose im Harn ermöglichen in fortgeschrittenen Erkrankungsfällen bereits die Diagnose, da diese Substanzen in physiologischem Harn nicht auftreten.

Die Bestimmung der Glucose-Konzentration im Blut nach 24stündigem Fasten allein oder in Verbindung mit anschließendem Glucose-Toleranztest ermöglicht es, milde Fälle von Diabetes mellitus zu erkennen.

6.2 Nachweis von Ketonkörpern im Harn

Prinzip

Wenn aus dem Fettsäureabbau mehr Ketonverbindungen anfallen, als die Muskelzellen verwerten können, werden Acetessigsäure, Aceton, Hydroxybuttersäure und beim Wiederkäuer auch Isopropanol wegen ihrer niedrigen Nierenschwelle vorwiegend über den Harn, teilweise aber auch mit der Atemluft und ggf. mit Milch, ausgeschieden.

Nachweismethoden

Der Nachweis von Ketonkörpern erfolgt in Harnproben, weil darin höhere Konzentrationen zu erwarten sind, als in Blut oder Milch (Konzentrationswirkung der Niere).

Die meisten qualitativen Tests beruhen auf der Bildung einer rotgefärbten Verbindung mit Nitroprussidnatrium [6] auch [8] in 1.5 und [12] in 7.12. Diese entsteht bei 1,0 mmol/l Acetessigsäure bzw. 14 mmol/l Aceton im Harn oder mehr. Da sich bei längerem Stehen Acetessigsäure in Aceton verwandelt, welches schlechter nachweisbar ist und auch verdunstet, sollten frische Harnproben verwendet werden. Die Empfindlichkeit und Zuverlässigkeit derartiger Tests reicht für diagnostische Zwecke voll aus.

Kohlenhydratstoffwechsel, physiologisch

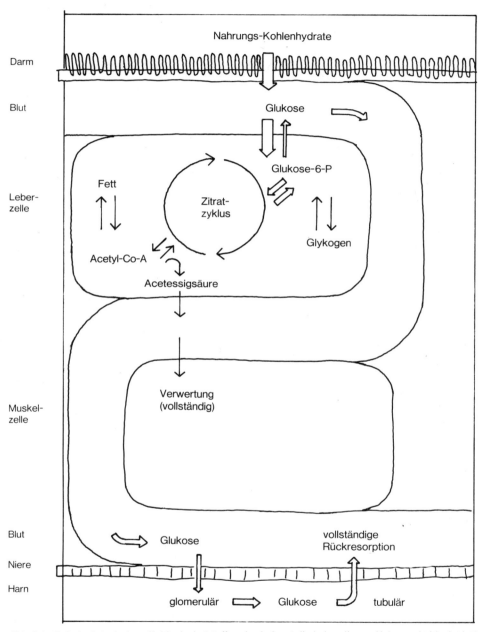

Abb. 6.1 Bei physiologischem Kohlenhydratstoffwechsel nimmt die Leber die aus Nahrungskohlenhydraten stammende Glucose weitgehend auf, gewinnt daraus Stoffwechselenergie und stabilisiert die Blut-Glucosekonzentration. Aus dem Fettstoffwechsel fällt wenig Acetessigsäure an, die im Muskelstoffwechsel verwertet wird

88 Störungen des Energiestoffwechsels

Ketose der Wiederkäuer

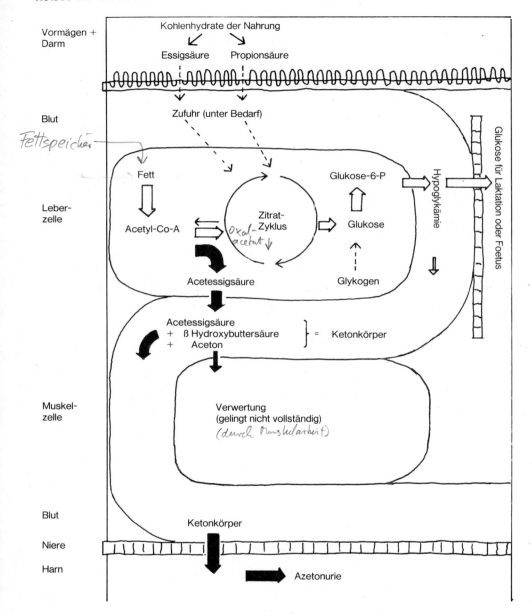

Abb. 6.2 Bei Ketose unterschreitet das Angebot an Nahrungs-Energieträgern den Bedarf (hoher Bedarf an flüchtigen Fettsäuren beim laktierenden oder graviden Wiederkäuer, vollkommen fehlende Nahrungs-Kohlenhydrate bei fastenden monogastrischen Spezies). Aus dem beschleunigten Fettstoffwechsel anfallende Ketonkörper überschreiten die Verwertungskapazität und werden mit dem Harn ausgeschieden

Bewertung

Da die Ausscheidung von Ketonverbindungen über die Niere erst einsetzt, wenn eine beträchtliche Entgleisung des Energiestoffwechsels nicht mehr kompensiert werden kann, ist ein positiver Ketontest stets Hinweis auf einen pathologischen Zustand. Beim Rind und Schaf liegt dann fast immer eine Hypoglycämie vor (Diabetes mellitus ist bei Wiederkäuern sehr selten). Die Hypoglycämie ist in typischen Fällen primärer Ketose durch Überbeanspruchung der Gluconeogenese durch Milchproduktion (Kuh) oder Foetus (Schaf) bedingt, kann aber auch auf Hungerzuständen oder Fehlernährung beruhen [9, 10].

Bei länger anhaltenden Allgemeinerkrankungen der Wiederkäuer, die mit Appetitlosigkeit, Indigestion oder Leberschäden verbunden sind, kommt es sekundär zur Ketose.

In milden Fällen von Diabetes mellitus ist keine Ketonurie zu erwarten. Sie ist jedoch charakteristisch für einen fortgeschrittenen Zustand der Krankheit. Gleichzeitig entsteht dann meist eine Acidose [1, 12].

6.3 Nachweis von Glucose im Harn und Bestimmung der Glucose-Konzentration im Blut

Prinzip

Die Blutglucose-Konzentration wird vom Körper im Bereich von ca. 3,3–5,5 mmol/l Blut (Pferd, Schwein und Fleischfresser) bzw. 1,9–3,3 mmol/l Blut (Wiederkäuer) konstant gehalten. Orale Kohlehydrataufnahme steigert diesen Wert für 1–2 Stunden um maximal 50 %, jedoch wird in der Regel die Nierenschwelle nicht erreicht, welche für Kuh und Ziege bei 5,6 mmol/l Blut, bei den übrigen Haustieren über 8,3 mmol/l Blut liegt (starke Erregung, Streß sowie Behandlung mit Adrenalin und Nebennierenrinden-Hormonen erhöhen den Blutzuckerspiegel ebenfalls). Einige Stunden nach reichlicher Kohlehydratzufuhr werden geringgradig subnormale Blutglucose-Konzentrationen beobachtet. Abgesehen von diesen physiologischen Schwankungen tritt Hypoglycämie als Folge ungenügender Gluconeogenese auf, während Hyperglycämie durch Insulinmangel verursacht wird [8, 16].

Da die Nierenschwelle wesentlich höher als die physiologische Blut-Glucose-Konzentration ist, kann pathologische Hyperglycämie vorliegen, ohne daß Ausscheidung von Glucose mit dem Harn (= Glucosurie) nachweisbar ist [13].

Glucosenachweis im Harn

Die älteren Tests zum qualitativen Nachweis von Glucose im Harn – am bekanntesten ist der mit Fehlingscher Lösung – reagieren nicht nur auf Glucose, sondern auch auf andere reduzierende Substanzen, ergeben also gelegentlich falsche positive Befunde (technische Durchführung und weitere ältere Testverfahren s. [14] auch [8] in 1.5 und [12] in 7.12).

Die meisten neueren Schnelltests beruhen auf enzymatischen Reaktionen (Ames-Clinistix, Boehringer Glucotest). Diese sind spezifisch für Glucose, werden aber von einigen Substanzen gehemmt und haben dann ein falsches negatives Ergebnis. In der Veterinärmedizin kommt vor allem Hemmung durch Ascorbinsäure

Störungen des Energiestoffwechsels

Diabetes mellitus

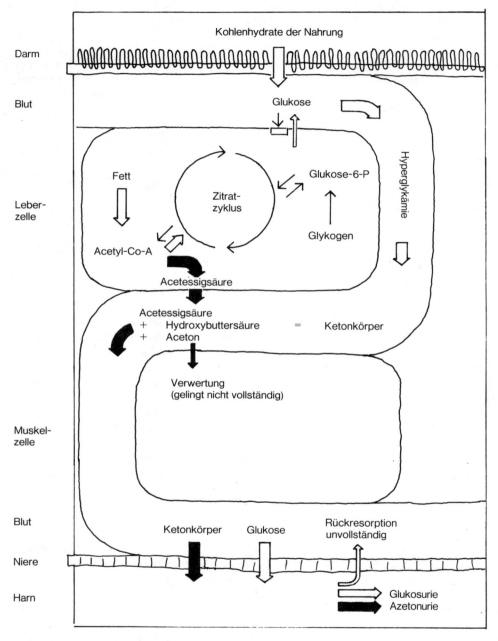

Abb. 6.3 Bei Diabetes mellitus ist die Glucoseaufnahme durch die Leber gestört, es kommt zur Hyperglycämie und Glucosurie. Aus dem verstärkt beanspruchten Fettstoffwechsel fallen mehr Ketonkörper an, als verwertet werden. Auch diese finden sich im Harn

in Frage, denn diese wird von allen Haustieren (außer Affen und Meerschweinchen) im Körper gebildet und mit dem Harn ausgeschieden. »Rapignost-Glucose«, ein Teststreifen der Behringwerke, gestattet es, diese Fehlerquelle durch gleichzeitigen Ascorbinsäurenachweis zu berücksichtigen.

Enzymatische Schnelltests sind daher zur Feststellung einer Glucosurie bei Hund oder Katze nur beschränkt geeignet. Im Zweifelsfall Blutglucose bestimmen.

Der Tabletten-Schnelltest Clinitest (Ames), welcher nach dem Reduktionsprinzip arbeitet, wird durch Ascorbinsäure nicht gehemmt und hat stets ein positives Ergebnis, wenn mehr als 8,3 mmol/l Glucose in der Harnprobe enthalten sind. Weil Ascorbinsäure selbst reduzierend wirkt und in Konzentrationen über 5,6 mmol/l schwach positive Clinitest-Reaktionen hervorruft, könnte man sich vorstellen, daß falsch positive Reaktionen vorkommen.

Die Konzentration von Ascorbinsäure im Harn des Hundes bleibt jedoch stets unter diesem Wert (maximal 40 μmol/l), so daß in der Praxis keine falsch positiven Reduktionstests durch Ascorbinsäure zu erwarten sind [18].

Bewertung
Bei Nachweis von Glucose im Harn besteht immer ein begründeter Verdacht auf Diabetes mellitus, der unbedingt geklärt werden muß. Die einfachste Überprüfung erfolgt durch wiederholte Harnuntersuchung, bei der die möglichen Fehlerquellen: massive Kohlenhydratzufuhr (oral oder intravenöse Infusion) sowie starke Erregung und Behandlung mit Adrenalin oder Corticosteroidpräparaten ausgeschaltet werden. Weiterhin sollten Flüssigkeitsaufnahme und spezifisches Gewicht des Harnes (s. Kapitel Nierendiagnostik) festgestellt und eine Blutzuckerbestimmung durchgeführt werden. Wenn die Blutglucose-Konzentration nicht ermittelt werden kann, so ist bei positivem Glucosenachweis im Harn eines Diabetes mellitus die weitaus wahrscheinlichere Diagnose als die bei Haustieren sehr seltene renale Glucosurie (ggf. toxischer Genese) [1, 2].

Glucosurie, die nicht auf Diabetes mellitus beruht, findet man auch bei Harnröhrenobstruktion von Katzen [6] sowie Encephalitis.

Bestimmung der Blut-Glucose
Zur Blutzuckerbestimmung werden drei Reaktionsprinzipien angewandt. Neben der auch in qualitativen Tests ausgenutzten Reduktionswirkung der Glucose und enzymatischen Reaktionen gibt es als drittes Verfahren die Reaktion mit o-Toluidin oder Anilin.

Die älteren auf Reduktion beruhenden Methoden sind umständlich, ungenau und unspezifisch. Die exakteste Blutglucosebestimmung erreicht man mit der enzymatischen Hexokinase-Methode [5, 14].

Von den enzymatischen Methoden erfordert das mit Glucose-Oxidase/Peroxydase (GOD/POD) arbeitende Verfahren den geringsten technischen Aufwand. Infolge einer teilweisen Hemmung der Reaktion durch den physiologischen Vitamin C-Gehalt des Blutes unserer Haustiere ergeben sich oft etwas zu niedrige Werte. Auch an die Störung enzymatischer Reaktionen durch verunreinigte Glasgeräte (Schwermetalle, Reinigungsmittel) ist zu denken. Durchführung s. [5, 11, 14, 15] und [11] in 1.5.

Etwas umständlicher als die enzymatische GOD/POD-Methode ist die mit o-Toluidin arbeitende Farbreaktion. Das Reaktionsgemisch muß nämlich im kochenden Wasserbad genau 8 Minuten erhitzt werden. Bei praktisch gleicher Spezifität (für Glucose) und Genauigkeit hat sie gegenüber der GOD/POD-Methode den Vorteil besser haltbarer Reagenzien und geringerer Störanfälligkeit. Durchführung s. [5, 15] und [11] in 1.5.

Für alle exakten Bestimmungen der Blutglucose ist zu beachten, daß in Blutproben, die man nach der Entnahme aufbewahrt oder transportiert, pro Stunde etwa 10 % der Glucose durch die Blutzellen enzymatisch abgebaut werden. Um dies zu verhindern, wird die Blutprobe in der Regel bei der Entnahme in eine eiweißfällende Flüssigkeit pipettiert, wodurch die Enzyme (Eiweiße) unwirksam werden. Fast gleichwertig ist sofortiges Zentrifugieren und spätere Untersuchung der Glucosekonzentration im Blutplasma. Die Glucosebestimmung im Plasma ergibt höhere Konzentrationen als im Vollblut, da die Blutzellen sehr wenig Glucose enthalten. Plasmaglucosewert · (1,00 − Hämatokrit) = Blutglucosewert.

Halbquantitative Tests zur Blutzuckerschätzung (Dextrostix − Ames, Hämo-Glucotest − Boehringer) können in der Veterinärmedizin zur Klärung eines Verdachts auf Diabetes mellitus eingesetzt werden, wenn keine Harnprobe zur Verfügung steht. Weiterhin dienen sie zur Kontrolle des Behandlungserfolges, der in der Normalisierung des Blutzuckerspiegels bestehen sollte.

Beginnender Diabetes mellitus, bei dem die Nierenschwelle für Glucose noch nicht, oder nur gelegentlich, überschritten wird, kann damit auch nicht sicherer erkannt werden, als mit der Harnuntersuchung. Hierzu ist eine exakte Blutzucker-Bestimmung, evtl. auch ein Belastungstest erforderlich.

Neuerdings stehen Teststreifen zur Verfügung, mit denen auch Hypoglycämie bei Wiederkäuern und Neugeborenen erfaßbar ist.

Bewertung

Hyperglycämie bei einem Tier, das 24 Stunden gefastet hat (und bei dem keine plötzliche Blutzucker-Erhöhung ausgelöst wurde) sichert die Diagnose Diabetes mellitus.

Hypoglycämie beim Wiederkäuer ist ein Anzeichen überbeanspruchter Gluconeogenese. Gleichzeitig oder im weiteren Verlauf kann Ketose-Ketonurie auftreten.

Hypoglycämie findet man ferner häufig bei hungernden Neugeborenen und Jungtieren mit Diarrhoe [3, 4]. Beim Hund wird Hypoglycämie bei Futterverweigerung und in seltenen Fällen als Folge von übermäßiger Insulin-Bildung (= Hyperinsulinismus) festgestellt [7, 8].

Wird im Harn regelmäßig Glucose ausgeschieden, ohne daß erhöhte Blutglucose-Konzentrationen festgestellt werden, dann liegt eine renale Glucosurie (Störung der Rückresorption von Glucose) vor, diese ist bei Haustieren selten und meist toxisch bedingt.

6.4 Glucose-Belastungstest

Prinzip

Vor und nach Gabe einer standardisierten Dosis Glucose werden Blutproben untersucht, um festzustellen, wann der Ausgangswert wieder erreicht wird. Aus verzögerter Rückkehr kann in der Regel auf ungenügende Insulinausschüttung geschlossen werden. Man muß aber beachten, daß bei schwerem Leberschaden (Erfolgsorgan des Insulins) [17] und Überfunktion von Nebenniere, Schilddrüse oder Hypophyse (verstärkte Gluconeogenese) auch eine verzögerte Reaktion im Glucose-Belastungstest beobachtet wird. Therapie mit Salidiuretica oder Glucocorticoiden stören ebenfalls.

Durchführung

Der Patient soll vor dem Test mindestens 3 Tage kohlenhydratreich ernährt werden und dann 24 Stunden fasten. Dann wird eine Blutprobe entnommen (Ausgangswert) und 0,5 g Glucose pro kg Körpergewicht werden als 50 %ige Lösung intravenös injiziert. Da beim Hund spätestens 90 Minuten nach der Injektion wieder der Ausgangswert der Blutglucose-Konzentration erreicht sein soll, kann man sich im einfachsten Fall auf die Untersuchung des Ausgangs- und 90-Minuten-Wertes beschränken. Einen zuverlässigeren Eindruck von der Reaktion des Organismus ergibt die Bestimmung von mehreren, z.B. nach 60, 90, 120 Minuten entnommenen Proben. Die Zeit der Rückkehr zum Ausgangswert wird im Bereich von 0,5–2,0 g/kg KGW von der Dosierung wenig beeinflußt [7, 8]. Bei der gesunden Katze wird der Ausgangswert nach 180 min erreicht [7].

Wenn zweimal im Abstand von 15 min nach Injektion der Glucose Proben entnommen werden, kann nach Abzug des Ausgangswertes die Halbwertzeit des Konzentrationsabfalles bestimmt werden (vgl. 5.3 und [8]). Es liegen jedoch wenig Erfahrungen und keine Normalwerte für dieses Verfahren vor. Als physiologischen Wert für die Halbwertzeit bei intravenöser Glucosebelastung beim Hund lassen sich aus publizierten Verlaufskurven 6–8 min errechnen.

6.5 Literatur

1. Brunk, R., 1967: Der spontane Diabetes beim Hund. Berl. Münch. Tierärztl. Wschr. **80**, 433–435.
2. Cotton, R. B., L. M. Cornelius u. P. Therau, 1971: Diabetes mellitus in the dog. J. Am. Vet. Med. Assoc. **159**, 863–870.
3. Gründer, H. D., 1971: Praxisnahe Testverfahren zur Diagnose von Rinderkrankheiten. Prakt. Tierarzt **52**, 587–589.
4. Gründer, H. D., 1979: Labordiagnostik in der Rinderpraxis. Tierärztl. Prax. **7**, 101–114.
5. Leybold, K. u. E. Grabener, 1976: Praxis-Laboratorium. 7. Aufl. Stuttgart: G. Thieme.
6. Loeb, W. F. u. G. D. Knipling, 1971: Glucosuria and pseudoglucosuria in cats with urethral obstruction. Mod. Vet. Pract. **52**, (12), 40–41.
7. Lorenz, M. D. u. L. M. Cornelius, 1976: Laboratory diagnosis of endocrinological disease. Vet. Clin. North Am. **6**, 687–722.
8. Kaneko, J. J. u. C. E. Cornelius, 1970: Clinical biochemistry of domestic animals. 2nd. ed., Vol. 1. New York–London: Academic Press.
9. Kolb, E., 1964: Ernährungs- und stoffwechselphysiologische Aspekte der Entstehung, Behandlung und Prophylaxe der primären Azetonämie der Milchkuh. Mhefte Vet. Med. **19**, 852–856.
10. Kolb, E. u. H. Gürtler, 1971: Ernährungsphysiologie der Haustiere. Jena: VEB G. Fischer.

11. POHLE, R. u. H. GÜRTLER, 1975: Zur Stabilität der Glucosekonzentration in Rinderblutproben bzw. deren Fraktionen bei der Aufbewahrung. Mhefte Vet. Med. **30**, 353–359.
12. PRIEUR, W. D., 1967: Diabetes mellitus beim Hund. Kleintier-Prax. **12**, 61–68.
13. RENTSCHLER, H. E., H. WEICKER u. H. v. BAEYER, 1965: Die obere Normgrenze der Glucosekonzentration im Harn Gesunder. Dtsch. med. Wschr. **90**, 2349–2351.
14. RICHTERICH, R. u. P. COLOMBO, 1977: Klinische Chemie. 4. Aufl. Basel: S. Karger.
15. RICK, W., 1977: Klinische Chemie und Mikroskopie. 5. Aufl. Berlin–Heidelberg–New York: J. Springer.
16. TEUNISSEN, G. H. B., A. RIJNBERK, W. SCHOPMAN u. W. H. L. HACKENG, 1970: Der Insulingehalt im Blut bei Diabetes mellitus und einigen anderen Erkrankungen des Hundes. Kleintier-Prax. **15**, 29–31.
17. VIDO, J., E. VALOVICOVA u. E. BELAJOVA, 1969: Hepatogener Diabetes. Münch. Med. Wschr. **111**, 1898–1902.
18. WATTS, C., 1968: Failure of an impregnated cellulose strip as a test for glucose in urine. Vet. Rec. **82**, 48–52.

7 Nierenfunktion und Erkrankungen der Harnorgane

7.1 Einleitung

Die tierärztliche Labordiagnostik einer Harnorganerkrankung hat drei Fragen zu beantworten:

1. Liegt eine Infektion oder Veränderung vor, die eine Therapie erforderlich macht, obwohl u. U. noch keine klinischen Störungen auffallen?
2. Kann eine Erkrankung der Harnorgane die Ursache einer mit unklaren Symptomen einhergehenden Störung des Allgemeinbefindens sein?
3. Welche Prognose ergibt sich aufgrund der Störungen, die an den Harnorganen festgestellt wurden?

Die erste Frage wird sich oft nur anhand von Nebenbefunden oder bei Suchtests stellen. Ihre Bedeutung liegt in der Erkennung von frühen, therapeutisch gut beeinflußbaren Krankheitsstadien. Klinisch manifeste, chronische Nierenerkrankungen sind oft prognostisch infaust. Bei ihnen ist es erstes Ziel der Diagnose, Funktionsstörungen, welche ihre Ursache außerhalb der Niere haben, von Schäden des Organs selbst zu unterscheiden. Ist ein Schaden an der Niere die Ursache, so ist die Art der Schädigung und dessen Schweregrad von Interesse, doch muß damit gerechnet werden, daß Labordiagnostik und postmortaler Befund erhebliche Abweichungen aufweisen [3, 35, 43].

Diagnostische Hilfsmittel

Da die Niere die physiologische Zusammensetzung des Blutplasmas durch Produktion des Harnes regelt, lassen sich Störungen der Nierenfunktion durch Untersuchung der

☐ Menge und Zusammensetzung des Harnes,
☐ Zusammensetzung des Blutplasmas,
☐ Veränderungen von Harn oder Blutplasma bei experimentellen Belastungen (= Funktionsprüfung) erkennen.

Zur Diagnose von Erkrankungen der harnabführenden Wege (einschließlich der Nierenkanälchen) bedient man sich der mikroskopischen und bakteriologischen Harnuntersuchung (vgl. Tab. 7.1).

7.2 Harnmenge und grobsinnliche Eigenschaften

Oligurie, Anurie

Wird überhaupt kein Harn abgesetzt, dann spricht man von Anurie. Dieser Zustand kann ebenso wie ein unphysiologisch geringer Harnabsatz, die Oligurie, die Folge einer akuten Glomerulonephritis sein, bei der die Glomerula so wenig Primärharn

Tab. 7.1 Differentialdiagnose häufiger Nierenkrankheiten des Hundes [21, 47, 52]

		akute Nephritis	chronische Nephritis	Nephrose (nephrot.Syndr.)	Cystitis-Pyelonephritis
Harn	Transparenz	trübe	klar	sehr trübe	blutig-trübe
	spez. Gewicht	↑Beginn 1.030–40 später abfallend	↓1.008–1.012 ständig	bis 1.050	1.040–50
	pH	sauer	sauer	sauer	alkalisch
	Hämoglobin	●	○	○	●
	Protein	○ bis ●●	○ bis ●	●●	●
	Leukoz., Erythroz.	●	vereinzelt	vereinzelt	●●
	Bakteriurie	○	○	○	●
Blut	Leukozytenzahl	erhöht	normal	normal	
	Senkungsreaktion	beschleunigt	beschleunigt	normal	
	Hämatokrit	normal	erniedrigt	normal	
	Harnstoff/Kreatinin	erhöht	normal–erhöht	normal	
	Protein	normal	normal	erniedrigt	

Zeichenerklärung: ○ = nicht nachweisbar, ● = nachweisbar, ●● = hochgradig nachweisbar

produzieren, daß eine fast vollständige Rückresorption eintritt. Fehlender oder verminderter Harnabsatz tritt aber auch bei sehr niedrigem Blutdruck (Kollaps, Schockzustände) ein, da dann die Filtrationsleistung in den Glomerula nachläßt (spez. Gewicht um 1,010). Bei fehlender Trinkwasserzufuhr oder starkem Flüssigkeitsverlust durch Erbrechen, Durchfall, Schwitzen, wird das in ausreichend gebildetem Primärharn enthaltene Wasser weitgehend zurückresorbiert, so daß es ebenfalls zur Oligurie kommt (spez. Gewicht > 1,040). Fehlenden oder erschwerten Harnabsatz beobachtet man ferner stets bei Verschluß der Harnröhre (Harnröhrenstein) sowie in manchen Fällen von Entzündung oder Lähmung der Harnblase.

Die Ursache einer Anurie bzw. Oligurie kann demnach liegen:

☐ praerenal: Dursten, Flüssigkeitsverlust; Blutdruckabfall (Schock, Crush);
☐ renal: akute Nierenentzündung (= Nephritis);
☐ postrenal: Harnröhrenverschluß; Harnblasenlähmung (Discopathie, Wirbelfraktur), Harnblasenentzündung (= Cystitis).

Polyurie
Polyurie, der unphysiologisch reichliche Harnabsatz, ist stets mit Polydipsie – vermehrter Wasseraufnahme – verbunden. Wenn man von der Trink-Diurese nach übermäßiger Getränkezufuhr (Ernährung mit Molke oder Schlempe) absieht, dann ist die Polyurie stets renal bedingt, d. h. der Durst, den der Patient zeigt, ist Folge und nicht Ursache der Polyurie. Es gibt allerdings mehrere extrarenale Ursachen, die eine gesunde Niere zur Polyurie veranlassen können:

☐ kochsalzreiche Ernährung,   ☐ Diabetes mellitus,
☐ diuretische Medikamente,   ☐ Diabetes insipidus.

Als Symptom der Niereninsuffizienz kommt Polyurie dadurch zustande, daß die Rückresorption der im Primärharn gelösten Stoffe in der kranken Niere nur noch unvollständig gelingt. Dadurch verliert die Niere sekundär auch die Fähigkeit, den Harn durch Wasserentzug zu konzentrieren [25]. Auf die Anurie bei akuter Nephritis folgt in der Rekonvaleszenz eine Phase der Polyurie. Kontrolle des Harnflusses bei Infusionstherapie (z. B. postop.) mittels Dauerkatheter.

Begriffsdefinition und Bewertung
☐ Oligurie: es wird so wenig Harn abgesetzt, daß eine Anhäufung von Stoffwechselprodukten im Körper beginnt ($< 0{,}5$ ml/kg · h). Extremfall: Anurie.
☐ Polyurie: es wird mehr Wasser mit dem Harn ausgeschieden als unter physiologischen Stoffwechselbedingungen ($> 2{,}0$ ml/kg · h). Kann der Patient nicht genügend Wasser aufnehmen, dann verliert er Körperwasser und Exsiccose ist die Folge.

Da es schwierig ist, den Harn über 24 Stunden vollständig zu gewinnen, werden das spezifische Gewicht oder die Kreatininkonzentration im Harn [48] als relative Bezugsgrößen für chemische Analysen im Harn verwendet. Dies Vorgehen setzt eine physiologische Nierenfunktion voraus.

Farbe des Harns
Die durch physiologischen Urochromgehalt bedingte Färbung nimmt mit steigender Konzentration zu und bei Polyurie ab. Bei Glucosurie wird ein blasser Harn mit hohem spezifischem Gewicht ausgeschieden. Beim Stehen an der Luft verfärbt sich Harn durch Oxydation von Urobilinogen und anderen Substanzen bräunlich, bei Pflanzenfressern besonders auffällig.

Farbabweichungen
☐ Bilirubin: braun, mit gelbgrünem Schaum beim Schütteln;
☐ Hämoglobin, Myoglobin: rötlich klar bis schwarzrot;
☐ Blut: rötlich trüb, klar bei Hämolyse in Harn von niedrigem spezifischem Gewicht;
☐ Uroerythrin an Urate absorbiert: orangefarben trüb, bei Fieber;
☐ Medikamentell bedingt: z. B. die Testsubstanzen PSP und BSP in alkalischem Harn rot.
Übersicht siehe [12]
☐ Trübung: durch Leukozyten, Bakterien. Epithelzellen, Kristalle (Pferd). Lipide (Katze).

Tab. 7.2 Physiologische Harnmengen

	Menge/24 h	Häufigkeit/24 h
Pferd	3–10 l	5–6 x
Rind	6–25 l	5–6 x
Schaf, Ziege	0,5–2 l	ca. 3 x
Schwein	2–6 l	ca. 3 x
Hund	50 ml–2 l ≈ 30 ml/kg	ca. 3 x
Katze	50 ml–200 ml ≈ 25 ml/kg	ca. 3 x

Konsistenz

Normal: dünnflüssig. **Ausnahme:** der Harn erwachsener Pferde ist fadenziehend viskös (Mucingehalt). Schleimige Konsistenz im alkalischen Harn (Rind) kommt durch Zerfall der Leukozyten bei Pyelonephritis zustande (analog dem Mastitis-Test nach Schalm).

Geruch: Bei Pflanzenfressern aromatisch, bei Fleischfressern fade. Ammoniakalischer Geruch bei frisch gewonnenem Harn kommt durch bakterielle Harnstoffspaltung in der Blase zustande. Faulig übelriechend durch Eiweißzersetzung bei Pyelonephritis.

7.3 Spezifisches Gewicht des Harnes (Dichte)

Prinzip

Die im Harn gelösten Substanzen sind fast ausnahmslos spezifisch schwerer als Wasser und erhöhen daher das spezifische Gewicht des Harnes um so mehr, in je höherer Konzentration sie darin enthalten sind. Umgekehrt sinkt das spezifische Gewicht des Harnes, wenn die gleiche Menge harnpflichtiger Stoffe in einem größeren Harnvolumen gelöst ist. Chemische Reaktionen und Sedimentbefunde sind unter Beachtung des spez. Gewichtes zu interpretieren.

Wird nur wenig Harn gebildet, so ist wegen hochgradiger Konzentration des Harnes stets ein hohes spezifisches Gewicht zu erwarten. Ausnahmen Schock und Endstadium chronischer Nephritis. Bei Polyurie kann die Bestimmung des spezifischen Gewichts Hinweise auf die Ursachen geben.

Bestimmungsmethoden

Stehen 30–50 ml Harn zur Verfügung, kann ein Aräometer (auch »Urometer«, »Urinprober« genannt), verwendet werden. Bei körperwarmen oder im Kühlschrank aufbewahrten Proben muß die Eichtemperatur des Aräometers beachtet werden. Sie beträgt meist 15° oder 18 °C, Korrektur: pro 3 °C 0,001. Das spezifische Gewicht nimmt bei Abkühlung des Harnes zu.

Ist die Harnprobe zu klein, kann man sie mit destilliertem Wasser verdünnen und den abgelesenen Wert mit dem Verdünnungsfaktor multiplizieren. Trotz exaktem Arbeiten ist mit Fehlern bis ± 5 % zu rechnen [12].

Genauer, schneller und bereits mit wenigen Tropfen Harn kann der Gehalt an gelösten Stoffen mit dem Refraktometer ermittelt werden. Zu hohe Werte ergeben sich durch Trübung (vorher zentrifugieren), Hämoglobin oder Myoglobin. Diese Fehlerquellen stören kaum, weil beim Verdacht gestörter Konzentrationsfähigkeit der Niere klare Harne vorherrschen.

Diagnostische Bewertung

Wird das spez. Gew. bei einem Patienten nur einmal bestimmt, dann lassen sich aus dem Ergebnis noch keine diagnostischen Schlüsse ziehen. Erst die Kombination mit weiteren Maßnahmen gestattet dies.

Diabetes insipidus – spez. Gew. 1,001–1,006 (Hyposthenurie). Es kann entweder mangelhafte Bildung von Adiuretin im Hypophysenhinterlappen (= hypophysärer

D.i.) oder Reaktionsunfähigkeit der Sammelröhrchen (= renaler D.i.) vorliegen. Trinkdiurese ist zuvor auszuschließen (Vorbericht) [52, 54, 58].

Bei Verdacht – Adiuretintest; nach Injektion von Hypophysen-Hinterlappen-Hormon (im Handel als »Pitressin« Parke Davis) steigt für 10–20 Std. das spez. Gew. des Harnes deutlich an und die Flüssigkeitsaufnahme läßt nach. Beim Carter-Robbins-Test wird zunächst hypertonische NaCl-Lösung injiziert, um die Reaktionsfähigkeit des Hypophysen-Hinterlappens zu prüfen. Dann Adiuretininjektion als Test der Nierenreaktion [52].

Diabetes mellitus – trotz großer Harnmenge spez. Gew. infolge Glukosegehaltes normal bis hoch 1,040–1,060. Glukose (und evtl. Ketokörper) deutlich nachweisbar. Blutglukose-Konzentration erhöht.

Bei **chronischer Niereninsuffizienz** verliert die Niere die Fähigkeit, den Wasserhaushalt zu regulieren; es wird stets Harn vom spez. Gew. 1,008–1,012 (isotonisch mit dem Blutplasma ausgeschieden = Isosthenurie).

Isosthenurie tritt vor dem Anstieg von Harnstoff und Kreatinin im Plasma in Erscheinung.

Findet man ein spez. Gewicht des Harnes im Bereich von 1,008–1,012 bei hohem Hämatokrit und Plasmaproteingehalt (= Exsiccosesymptome) dann ist der Verdacht einer Isosthenurie bereits bei einmaliger Harnuntersuchung gegeben, denn die Niere sollte in dieser Situation einen konzentrierten Harn produzieren, um Wasser einzusparen. Sonst ergibt sich der Verdacht aus der Feststellung eines spezifischen Gewichts um 1,010 bei wiederholten Untersuchungen. Überprüfung durch

Konzentrationstest: Tier wiegen und über 24 Stunden dursten lassen. Physiologisch = Anstieg des spez. Gew. auf mindestens 1,025. Erste Überprüfung nach 12 Stunden, falls 1,025 erreicht (= o.B.) oder Gewichtsverlust über 5 % (= Exsiccose) abbrechen.

Kontraindikation:

1. Urämie (gefährlich und überflüssig, da Nierenstörung erwiesen),
2. deutliche Exsiccose (da Konzentrationsunfähigkeit der Niere vorliegt (s.o.),
3. geschwächte Tiere.

Bewertung: Wird ein spez. Gew. von 1,025 nicht erreicht, dann sind 2/3 des Nierengewebes funktionsunfähig oder es liegt Diabetes insipidus vor [13, 29, 49].

Bei gleichzeitigem Vorliegen von Niereninsuffizienz und massiver Glukosurie (Diabetes mellitus) oder hochgradiger Proteinurie ist die Isosthenurie am spezifischen Gewicht des Harnes nicht erkennbar. Trotz mangelhafter Konzentrationsfähigkeit der Niere erhält man Werte über 1,012.

7.4 Mikroskopische Untersuchung von Harnsedimenten

Prinzip
Physiologischer Harn ist eine mehr oder weniger konzentrierte wäßrige Lösung harnpflichtiger Substanzen. Theoretisch wären deshalb keine geformten Bestandteile darin zu erwarten. Wenn Harn zentrifugiert wird, ergibt sich aber fast immer ein

Sediment aus kristallinen, amorphen und zelligen Bestandteilen, die im Nativpräparat unter dem Mikroskop unterscheidbar sind (Abb. 7.1).

Methodik
Die Sedimentuntersuchung erfolgt als letzter Schritt der Untersuchung einer Harnprobe.

Nachdem 10 ml Harnprobe in ein konisch zulaufendes Zentrifugenröhrchen gefüllt wurden und daran grobsinnliche sowie physikalische und chemische Tests erfolgten, wird sie 5 min bei ca. 1000 g zentrifugiert (vgl. 1.4.21). Der Überstand wird bis auf 0,5 ml abgegossen und ggf. weiter untersucht. In dem Rest wird der Bodensatz vorsichtig durch Antippen aufgerührt (evtl. nach Sternheimer-Malbin angefärbt [12]) und dann ein Tropfen auf einen Objektträger gebracht, mit einem Deckglas versehen und bei enger Blende und tiefgestelltem Kondensor mit starkem Trockensystem untersucht. Die Untersuchung als Nativpräparat ist das Standardverfahren. Die oben erwähnte Färbung kann auch durch Test-Simplets (Boehringer) erreicht werden.

Befunde und Bewertung
Kristalle
Meist ist der Harn eine übersättigte Lösung. Beim Abkühlen und längerem Stehen bilden sich Kristalle. Die Löslichkeit vieler Substanzen ist außerdem pH-abhängig. Erfolgt das Auskristallisieren bereits im Körper, kann es zur Steinbildung kommen. Die meisten Kristalle sind ohne diagnostische Bedeutung. Bei Fieber werden vermehrt bräunliche Urate ausgeschieden. Bei Cystitis finden sich infolge Ammoniakbildung sargdeckelförmige Magnesium-Ammoniumphosphate (Tripelphosphate). Eine erbliche Stoffwechselstörung, die zu Blasensteinen führt, ist die – allerdings seltene – Cystinurie beim Hund. Zahlreiche weitere chemische Substanzen sind an ihren charakteristischen Kristallstrukturen erkennbar. Ihr Nachweis erfolgt aber zuverlässiger mittels chemischer Methoden (z. B. Bilirubin).

Amorphe Substanzen
können unregelmäßige Kristalle oder zerfallene Zellen, ausgeflockte Schleim- und Eiweißsubstanzen sein: diagnostisch nicht verwertbar.

Zellen im Harn
Das Epithel der harnableitenden Wege ist wie alle Epithelien fortlaufender Erneuerung unterworfen. Vereinzelte Deckepithelzellen finden sich daher im Harn gesunder Tiere. Zellen aus den tieferen Schichten des Epithels – zylindrisch bis kubisch – und die Anwesenheit zahlreicher Erythrozyten oder Leukozyten sowie Bakterien deuten dagegen auf pathologische Vorgänge hin.

Erythrozyten
gelbliche bis farblose, scharf konturierte Scheiben. In dünnem Harn (spez. Gew. < 1,010 Osmose) kugelförmig oder hämolysiert (Blutschatten), in sehr konzentriertem Harn geschrumpft (Stechapfelform). Ähnlich sehen Hefepilze (ungleichmäßig groß) und Fetttröpfchen (stark lichtbrechend bei Lipurie, auch Salbenverunreinigung) aus. Unterscheidung: Erythrozyten hämolysieren nach Zusatz von 10 % Es-

Bestandteile des Harnsediments

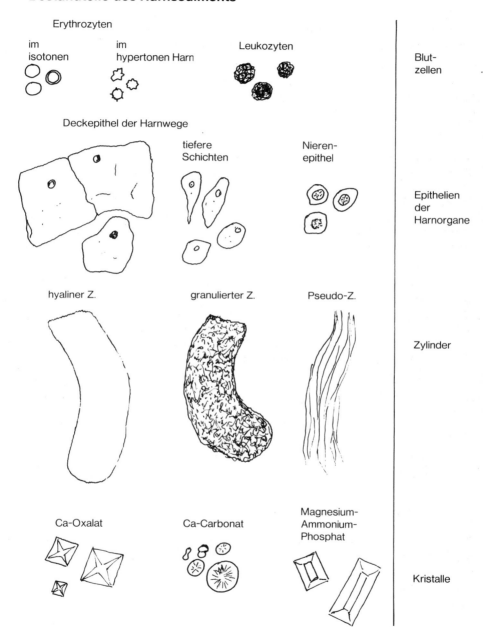

Abb. 7.1 Bestandteile des Harnsediments

sigsäure zu kaum sichtbaren Blutschatten. Vorkommen: Entzündung oder Reizung der Niere oder Harnwege (mikrobiell, toxisch, Tumoren, Steinbildung, aber auch kräftige Nierenpalpation, Katheter). Ein renaler Ursprung der Erythrozyten ist nur dann gesichert, wenn sie in Zylindern eingebettet auftreten.

Leukozyten

Etwas größer als Erythrozyten, granuliert, unregelmäßig rund (schneeballartig). Kern ist (im Gegensatz zu Epithelzellen) meist nicht sichtbar, wird durch Zugabe von verdünnter Essigsäure oder Lugol'scher Lösung deutlicher.

Vorkommen der Leukozyten: Im normalen Harn vereinzelt, vermehrt bei eitrigen Prozessen im Urogenitaltrakt. In spontan abgesetztem Harn gefundene Leukozyten können auch von Pyometra oder Präputialkatarrh herrühren. Gibt man im Reagenzglas zu einem Sediment Kalilauge, dann entsteht bei Anwesenheit von Leukozyten eine Gallerte (Rinderharn bei Pyelonephritis = Leukozyten in alkalischem Milieu = schleimig). Mucin dagegen löst sich auf. Bei Färbung des Sediments nach Sternheimer-Malbin lassen sich blasse lebende von kräftig angefärbten toten Leukozyten unterscheiden. Diese herrschen bei Entzündung der ableitenden Harnwege vor, während blasse Zellen bei chronischer Pyelonephritis vermehrt vorkommen [12].

Epithelien

Deckepithelien der harnableitenden Wege groß polygonal mit kleinem Kern. Spindelförmige bis runde (kubische) Epithelzellen aus tieferen Schichten. Nierenepithelien: kleine Zellen mit großem Kern. Faustregel: je kleiner und runder die Zelle, desto schwerer die Gewebszerstörung. Lokalisation des Krankheitsprozesses durch Zelldifferenzierung schwierig. Nierenzellen können eindeutig nur dann identifiziert werden, wenn der gleiche Zelltyp in Form von Epithelzylindern vorkommt. Degenerierende Nierenepithelzellen sind an stark lichtbrechenden Lipidtropfen im Zytoplasma zu erkennen.

Zylinder

sind Ablagerungen organischer Substanzen in den Nierenkanälchen. Sie behalten für einige Zeit ihre zylindrische, wurstförmige Gestalt, zerfallen aber rasch. Im alkalischen Harn – Pflanzenfresser, Löslichkeit der Proteine – sind sie selten. Zylinder sind wegen ihrer Größe bereits bei schwacher Vergrößerung (Objektiv x 10) sichtbar.

Hyaline Zylinder

farblos, homogen, undeutlich konturiert. Entstehen aus den physiologisch in den distalen Tubuli sezernierten Mucoproteinen durch Polymerisation bei pH Abfall und geringem Harnfluß. Sie finden sich bei Fieber, starker Anstrengung, Kreislaufstörung, Nephritis, Nephrose. Sie sind beim Hund häufig zu finden. Hinweise auf Nierenschäden geben sie besonders dann, wenn sich auf ihrer Oberfläche Erythrozyten oder Tubulusepithelien finden [12].

Granulierte Zylinder

entstehen bei Nierenerkrankungen aus glomerulär ausgetretenem Plasmaeiweiß, das in hyaline Zylinder eingebettet wird. Sie sind als Symptom der Proteinurie zu werten, auch wenn diese chemisch nicht nachweisbar ist.

Wachszylinder
homogen, gelblich, scharf konturiert. Sie entstehen bei schweren Nierenerkrankungen durch Fällung von Plasmaeiweiß in erweiterten Nierenkanälchen und sind daher recht breit. Ihre Entstehung setzt hochgradigen Austritt von Blutplasma ins Tubuluslumen voraus.

Epithelzylinder
Die einzelnen Epithelzellen (Kerne) sind noch sichtbar, aber fettig entartet (Granula). Bei weiterer Degeneration – Lipidzylinder. Vorkommen bei Nephrosen. Vereinzelt beim klinisch gesunden Hund, öfter bei Katzen.

Erythrozyten- und Leukozytenzylinder
Vorkommen bei Blutungen und bakteriellen Prozessen (Metastasen) in der Niere, seltener bei Pyelonephritis.

Hämoglobinzylinder
Braunrot bei Hämoglobinurie. Myoglobinzylinder sind auch möglich.

Pseudozylinder
längsgestreifte, am Ende aufgefaserte Gebilde, bestehend aus Mucin = physiologisch. Fibringerinnsel bei Blutungen in die Nierenkanälchen meist mit Erythrozyten. Zellulosefasern (Packmaterial = Papier, Zellstoff) haften manchmal an den Objektträgern und sehen ähnlich aus.

Bakterien
sind in sauber entnommenem, frischem Katheterharn ein pathologischer Befund. Differenzierung: mikrobiologisch. Bei längerem Stehen vermehren sich in der Probe Schmutz- und Luftkeime. Überprüfung eines Bakteriurieverdachts durch Nitritprobe und quantitative Testkultur mit Eintauchnährböden.

Spermien
im Harn von Rüden physiologischer Befund. Nicht mit Leptospiren verwechseln (diese sind meist nicht feststellbar).

7.5 Eiweißgehalt des Harnes

Prinzip
Die Basalmembran der Glomerulumkapillaren einer gesunden Niere hat Poren, deren mittlerer Durchmesser kleiner als das Albuminmolekül ist. Geringe Mengen Protein, die trotzdem in den Primärharn gelangen, werden in den Tubuli weitgehend rückresorbiert. Diese Fähigkeit zur Albuminrückresorption ist aber gering, so daß die bei Schädigung der Basalmembran in den Primärharn gelangende Menge Plasmaeiweiß die Rückresorptionsfähigkeit übersteigt und mit dem Harn ausgeschieden wird [7, 25]. Es gibt allerdings Proteinmoleküle, die kleiner als die Poren der Basalmembran sind und daher im Primärharn etwa die gleiche Konzentration wie im Blutplasma haben. Die wichtigsten sind Hämoglobin und Myoglobin.

Für Hämoglobin steht eine tubuläre Rückresorptionskapazität zur Verfügung, die erst bei 1 g/l im Blutplasma überschritten wird (= Schwellenwert). Für das ebenfalls kleine Myoglobinmolekül liegt der Schwellenwert bei 0,2 g/l.

Daher werden auch diese Proteine erst dann im Harn eine positive Eiweißreaktion hervorrufen, wenn sie in pathologisch hohen Konzentrationen im Blutplasma vorhanden sind. Das ist bei hochgradiger Hämolyse und ausgedehnter Muskelnekrose zu erwarten.

Hämoglobinurie ist wegen der hohen Nierenschwelle erst dann zu erwarten, wenn das Plasma bereits sichtbar verfärbt ist. Myoglobinurie ohne Plasmafärbung.

Nachweismethoden

Für die klinische Diagnostik genügt der Proteinnachweis mit Schnellreagenzien (s. Tab. 1.4) oder Sulfosalizylprobe. Die Stärke der Reaktion gibt bei Beachtung der Harnmenge auch einen Hinweis auf die Eiweißmenge, die mit dem Harn ausgeschieden wird. Eine schwach positive Reaktion ist bei niedrigem spez. Gew. ernster zu beurteilen, als bei hohem. Bei pH Werten über 8,0 sind bei Teststreifen falschpositive Reaktionen möglich. Überprüfung nach Ansäuern mit einigen Tropfen Essigsäure. Verfärbung durch gleichzeitig vorhandenes Bilirubin kann durch Filtern der Probe vermieden werden (Absorption an das Filterpapier) [12].

Eine Analyse der ausgeschiedenen Proteinfraktionen ist mittels Elektrophorese möglich, aber von geringem diagnostischem Wert, da von den Plasmaeiweißen stets vor allem Albumin und in geringerem Maße weitere Fraktionen zu erwarten sind. Hämoglobin und Myoglobin lassen sich durch Schnelltests für Blut nachweisen und das Auftreten von Paraproteinen (Produkt tumorös entarteter Plasmazellen) im Harn ist selten.

Auch die exakte Bestimmung der ausgeschiedenen Eiweißmenge, für die das Sammeln allen ausgeschiedenen Harns über 24 Stunden und die Bestimmung des Eiweißgehaltes nach der Biuret-Methode (Photometer) erforderlich sind, ergibt in der Diagnose keinen wesentlichen Vorteil gegenüber den einfachen Proteinnachweisen.

Diagnostische Bewertung

Zunächst ist durch mikroskopische und chemische Harnuntersuchung der Ursprung einer festgestellten Proteinurie zu klären.

☐ praerenal: Hämoglobinurie, Myoglobinurie, Paraproteinurie,
☐ postrenal: Blutung im Harn oder Genitalapparat (Tumor, Urolithiasis), Entzündung, Eiterbildung (Cystitis, Endometritis), Sekrete des Uterus oder der Hoden und akzessorischen Geschlechtsdrüsen.

Renale Proteinurie ist stets ein Hinweis auf erhöhte **Durchlässigkeit des Glomerulums.** Ein Teil des bei Nierenschäden im Harn gefundenen Proteins kann auch aus nekrotischen Tubulusepithelien bestehen. Im Sediment finden sich dann massenhaft kleine Epithelzellen bzw. Epithelzylinder.

Da die Nachweismethoden recht empfindlich sind, werden auch vorübergehende Störungen der Funktion durch Anstrengung, Fieber usw. bereits erkennbar. Andererseits gibt es schwere Fälle chronischer Nierenschäden, bei denen der Proteinnachweis nur schwach positiv oder negativ ist, da die geschädigten Glomerula vollständig funktionsunfähig geworden sind.

Der Grad der Proteinurie gestattet daher keinen eindeutigen Rückschluß auf die

Stärke und Art von Störungen in den Glomerula.
Hochgradige Proteinurie bei erhaltener Konzentrationsfähigkeit der Niere charakterisiert das Nephrotische Syndrom (Amyloidnephrose) [30, 42, 45].

7.6 Blutnachweis im Harn

Prinzip
Bei hochgradiger Schädigung werden die Glomerulumkapillaren nicht nur für große Eiweißmoleküle sondern auch für Erythrozyten durchlässig. Erythrozyten im Harn können aber auch aus postrenalen Blutungen stammen und bei der Untersuchung des Tieres durch Nierenpalpation oder Einführen des Katheters verursacht werden.

Nachweismethoden
Da sehr empfindliche chemische Tests zur Verfügung stehen, die bereits wenige Erythrozyten anzeigen, sind diese zunächst und nur bei positivem Ausfall die mikroskopische Sedimentuntersuchung durchzuführen. Schnelltests für Blut (= Hämoglobin) s. Tab. 1.4.

Diagnostische Bewertung
Rotfärbung, die bereits bei Betrachtung der Harnprobe auffällt, ist bei 0,5 ml Blut/l Harn zu erwarten = Makrohaematurie (> 2500 Mega Erythrozyten/l).

Als Mikrohämaturie wird der Bereich chemischen und mikroskopischen Blutnachweises zwischen 10 Mega und 2500 Mega Erythrozyten/l bezeichnet. Physiologisch können bis zu maximal 3 Mega Erythrozyten/l Harn auftreten. Diese sind mit chemischen Schnelltests nicht nachweisbar [8].

Wenn Glomerulumschäden diffus in einem großen Teil der Niere auftreten, ist mit einer Störung der Nierenfunktion zu rechnen. Eiweiß- und Erythrozytenaustritt kann aber auch herdförmig auf wenige Glomerula beschränkt sein. Dann bleibt die Leistung der Niere insgesamt erhalten.

Zur Unterscheidung von praerenaler Hämoglobinurie (oder Myoglobinurie) von renaler oder postrenaler Hämaturie wird bei positiv ausgefallenem chemischem Schnelltest das Harnsediment mikroskopisch auf Erythrozyten untersucht. Weitere Differenzierung ist durch Bilirubin-, GOT- und CK-Bestimmung im Blutplasma möglich. Bei deutlicher Rotfärbung des Harnes kann bereits ohne Hilfsmittel zwischen Hämaturie (trübe) und Hämoglobinurie (klardurchsichtig) unterschieden werden. Im Harn von niedrigem spez. Gewicht kann Hämolyse auftreten, wodurch die Blutschatten mikroskopisch schwer feststellbar werden. Plasmafarbe beachten: Hämoglobinurie nur bei verfärbtem Plasma (s. 7.5). An die Farbwirkung ausgeschiedener Arzneimittel ist zu denken.

Häufig werden die im Harn gefundenen Erythrozyten Begleitprodukte einer Entzündung sein.

Differenzierung der Haematurie
☐ Mikrohämaturie oft renal, auch Katheterverletzung
☐ Makrohämaturie meist postrenal

Dreigläserprobe: getrenntes Auffangen des Harnes bei Beginn, im Verlauf und am Ende der Blasenentleerung.

☐ initiale Hämaturie (nur erste Probe bluthaltig): bei Erkrankung der Harnröhre oder Prostata, auch Vagina, Uterus.
☐ terminale Hämaturie (besonders letzte Probe bluthaltig): Cystitis ohne Retention, Blasensteine [14, 18].
☐ totale Hämaturie (alle Proben bluthaltig): Cystitis mit Retention oft, selten Nephritis, Blasengeschwülste, Blasenruptur [14].

7.7 Nachweis von Bakterien im Harn

Prinzip
Die meisten bakteriellen Infektionen der Harnwege werden von einer Mischflora gramnegativer Keime verursacht, deren Quantität und Antibiogramm wichtiger sind als die Identifikation der Erreger.

Methoden
Bakterien können mikroskopisch im Harnsediment (frisch und sauber entnommener Harn Voraussetzung), chemisch durch Reduktion von Nitrat zu Nitrit (nur bei nitrathaltiger Nahrung und nicht bei allen Keimen) sowie Kultur auf Eintauch-Nährböden (nur aerobe Erreger) nachgewiesen werden. Bei hochgradiger Zystitis ist die Ammoniakbildung, bei hochgradiger Pyelonephritis der Eiweißabbau am typischen Geruch erkennbar.

Nitritnachweis im Harn
Das in grünen Pflanzen enthaltene Nitrat wird über die Niere ausgeschieden und bei Anwesenheit nitratreduzierender Bakterien in der Blase zu Nitrit umgewandelt.

Ein positiver Nitritnachweis in frisch gewonnenem Harn kommt nur durch Bakterien zustande. Falsch negative Befunde sind möglich, wenn die Nahrung kein Nitrat enthält (am Abend 2 mg/KGW Natriumnitrat zugeben [6]), die Blase häufig entleert wurde (Morgenurin untersuchen) oder die Erreger kein Nitrat spalten (wegen Mischflora selten). Der Test ist beim Hund und Pferd und Schwein brauchbar, beim Rind nicht [4, 21, 28, 33]. Störungen durch den Nitritgehalt von Fleischwaren sind nicht bekannt.

Keimzahlbestimmung im Urin
Durch die Verwendung steriler Entnahmeausrüstung zum Einmalgebrauch und Eintauch-Nährböden kann die Keimzahl im Harn zuverlässig bestimmt werden und auch weitere gezielte mikrobiologische Untersuchungen eingeleitet werden [4, 28, 33, 39].

Die Bewertung gefundener Keimzahlen muß sich nach den Entnahmebedingungen richten. Bei steriler Entnahme (Katheter, Blasenpunktion) können bereits 1000 Keime/ml diagnostisch bewertbar sein, bei spontan abgesetzten »Mittelstrahlurin« erst über 100 000/ml.

7.8 Stickstoffhaltige Endprodukte des Stoffwechsels im Blutplasma

Prinzip

Sobald die Filtrationsleistung der Glomerula einen Mindestwert unterschreitet, der 1/3–1/4 des normalen beträgt, werden stickstoffhaltige Stoffwechselprodukte nicht mehr vollständig ausgeschieden. Als Maß der Retention = Ansammlung harnpflichtiger Substanzen im Organismus bestimmt man die Konzentration von **Harnstoff** im Blutplasma. Hierzu stehen heute enzymatische Schnelltests zur Verfügung, die sich einfach durchführen lassen und für diagnostische Zwecke ausreichend genaue Ergebnisse liefern.

Vor der Einführung der enzymatischen Harnstoffbestimmung ermittelte man die Summe der stickstoffhaltigen Verbindungen im Plasma (nach Entfernen des Proteins durch Fällung) mit Hilfe der Kjeldahl-Methode. Dieser Nicht-**P**rotein-**N**-Gehalt, auch **Reststickstoff** genannt, hat die gleiche diagnostische Bedeutung wie die Harnstoffkonzentration im Plasma, ist jedoch wesentlich schwieriger zu bestimmen [61]. Da die Harnstoffkonzentration im Blutplasma nicht nur bei eingeschränkter Filtrationsleistung der Niere, sondern auch bei reichlicher Eiweißernährung (wenn auch nur beschränkt) ansteigen kann, läßt sich durch Bestimmen der **Kreatinin**-Konzentration im Blutplasma ein zuverlässigerer Eindruck von der Retention harnpflichtiger Stoffe gewinnen (vgl. Abb. 7.2). Kreatinin stammt aus dem Muskelstoff-

Plasma Kreatinin und Kreatinin Clearance (Kraatz u. M. 1975)

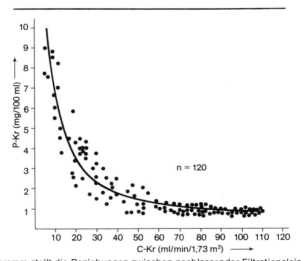

Abb. 7.2 Das Diagramm stellt die Beziehungen zwischen nachlassender Filtrationsleistung der Niere (endogene Kreatinin-Clearance, C-Kr) und Anstieg des Plasma-Kreatinins (P-Kr) beim Menschen dar [38]. Erst wenn die normal 100–150 ml/min betragende Kreatinin-Clearance auf ein Drittel eingeschränkt ist, kann mit eindeutig erhöhten Plasma-Kreatininwerten gerechnet werden. Dies veranschaulicht die auf klinischer Erfahrung beruhende prognostische Bedeutung der Plasma-Kreatininbestimmung beim Hund [21, 51]:

180–270 μmol/l: vorsicht 270–1060 μmol/l: zweifelhaft
(2,0–3,0 mg/100 ml) (3,0–4,0 mg/100 ml)
über 1060 μmol/l: infaust

wechsel und seine Produktion im Körper schwankt geringer als die des Harnstoffs. Die Kreatinin-Bestimmung bietet nur dann praktische Vorteile, wenn sie mit einem hochwertigen Photometer (monochromatisch) sehr genau erfolgt [19, 48].

Methoden
Harnstoffbestimmung in einem Blutstropfen sofort nach Entnahme am Patienten mit **Azostix** und **Merckognost-Harnstoff**. Die Genauigkeit reicht aus, um festzustellen, ob eine bedrohliche Urämie vorliegt oder nicht.

Harnstoffbestimmung im Blutplasma oder Serum (Zentrifuge erforderlich) mit **Urastrat oder Merckognost** ist etwas genauer und gestattet bei wiederholter Untersuchung die Beurteilung des Verlaufs einer Nierenerkrankung. Methoden zur photometrischen Bestimmung von Harnstoff sind arbeitsaufwendig und verbessern die Diagnostik nur unwesentlich.

Diagnostische Bewertung
Der normale Harnstoffgehalt des Blutplasmas liegt zwischen 5,0 und 8,0 mmol/l (tierartliche Unterschiede: 9.3.5).

Beim Beurteilen einer im Blutplasma festgestellten Harnstoffkonzentration in alten Maßeinheiten können Irrtümer leicht dadurch eintreten, daß

☐ Plasma-Harnstoffgehalt (normal 30–50 mg/100 ml) und
☐ Plasmagehalt an Harnstoff-N (normal 15–25 mg/100 ml)

miteinander verwechselt werden. Beide Werte enthalten die gleiche Information, sie unterscheiden sich lediglich um den Faktor 2,14. Bei Bezug auf das Molekulargewicht sind die Werte gleich. Etwa gleich hoch wie der Wert des Harnstoffs einer Blutprobe, aber wegen weiterer miterfaßter Substanzen mehr oder weniger abweichend, ist der des Rest-Stickstoffs (Rest-N).

Die Festlegung eines oberen Grenzwertes von 8,0 mmol/l Harnstoff pro 100 ml Plasma für den Normalbereich ist nur ein grober Anhaltspunkt, da die Eiweißversorgung mit der Nahrung und Unterschiede zwischen den Spezies erheblichen Einfluß haben können. Wird ein erhöhter Harnstoffgehalt des Blutes festgestellt, dann ist die infrage kommende Ursache zu klären [1, 10, 17, 34].

☐ praerenal: reichliche oder plötzlich gesteigerte Eiweißfütterung (Kreatinin normal, spez. Gew. > 1,020 [26]); Abbau v. Körpereiweiß bei Fieber, Gewerbszerstörung; erniedrigter Blutdruck bei Herzinsuffizienz, Blutverlust, Schockzuständen, Exsiccose; verminderte Nierendurchblutung durch Toxine, Kältestreß.
☐ renal: siehe unten.
☐ postrenal: Stauung des Harnes durch Harnröhrenstein, Blasenlähmung, Blasenruptur, Prostataerkrankung.

Harnstoffretention aufgrund praerenaler Ursachen ist meist nicht sehr hochgradig und verändert sich parallel zur primären Ursache. Bei spez. Gew. des Harnes > 1,025 ist eine prärenale Azotämie wahrscheinlich. Es könnte sich aber auch um akute Nephritis handeln (Sedimentbefund beachten).

Harnstauung hat zunächst nur geringen Einfluß auf die Nierentätigkeit, weil gesteigerte Rückresorption die Filtration im Glomerulum noch kurzfristig aufrechterhalten kann. Anschließend erfolgt ein stetiger Anstieg bis zu 30 mmol/l vor dem Tode.

Sowohl die mangelhafte Durchblutung bei gleichzeitiger Belastung der Niere mit Eiweißabbauprodukten wie auch die Harnstauung kann sekundär zu Schäden an der Niere selbst führen, wodurch Kombinationen von prae- oder postrenalen Ursachen der Harnstoffretention mit renal bedingter entstehen.

Die renal bedingte Harnstoffretention tritt dann ein, wenn die Filtration in den Glomerula trotz normalem oder sogar erhöhtem Blutdruck nicht mehr ausreicht, um genügend Wasser mit den darin gelösten harnpflichtigen Substanzen durchzulassen. Eine plötzlich eintretende Schädigung aller Glomerula beider Nieren kann dazu führen, daß kaum noch Harn gebildet wird (Oligurie, Anurie) und gleichzeitig der Harnstoffgehalt des Blutes ansteigt (akute diffuse Glomerulonephritis).

Fallen bei einer fortdauernden (chronischen) Nephritis die Glomerula nacheinander aus bis nur noch ein geringer Teil (1/4–1/3) funktioniert, dann steigt, nachdem schon längere Zeit Polyurie und Isosthenurie zu beobachten waren, die Harnstoffkonzentration im Blut an.

Ein Zustand, bei dem die Ausscheidung harnpflichtiger Substanzen durch die Niere vollständig gelingt, obwohl ihre Fähigkeit zur Regulation des Wasserhaushaltes eingeschränkt ist (s.o. Spez. Gewicht), wird **Niereninsuffizienz** genannt. Schreitet die Krankheit fort, bis die Blut-Harnstoffkonzentration ansteigt, dann spricht man von Nierenversagen. Diese Ansammlung harnpflichtiger Substanzen im Körper bzw. Blut heißt **Urämie**.

Urämie infolge chronischen Nierenversagens ist prognostisch ungünstig. Eine allmähliche, zum Tode führend Verschlechterung folgt meist. Die erhöhte Konzentration harnpflichtiger Stoffe ermöglicht anderseits deren Ausscheidung in geringeren Wassermengen, so daß eine langfristige Kompensation möglich ist.

7.9 Plasmaelektrolyte und Säure-Basenhaushalt

Nierenfunktionsstörungen gehen oft mit Verlusten oder auch Retention von Plasmaelektrolyten einher (Na^+, K^+, Ca^{++}, Cl^-, HPO_4^{--}, HCO_3^-).

Das Erkennen und die Beseitigung solcher unphysiologischer Zustände hat oft lebensrettende Wirkung. Einzelheiten zu diesem Problem beim Hund finden sich bei [20, 22, 23, 25, 36].

Labormethodik [20, 48].

Für die Diagnose von Nierenschäden haben derartige Untersuchungen aber keine Bedeutung.

7.10 Plasmaproteine

Da bei der Proteinurie oft erhebliche Mengen von Plasmaeiweiß, vor allem Albumin, verloren gehen, sind eine Verminderung der Albuminfraktion im Serum und in schweren Fällen Hypoproteinämie zu erwarten.

Während die Verschiebung des Albumin-Globulin-Verhältnisses keine Bedeutung für die Diagnose von Nierenkrankheiten hat, da ähnliche Veränderungen auch bei Leberschäden und chronischen Allgemeininfektionen zu finden sind, ist Hypoproteinämie infolge hochgradiger Proteinurie, bei sonst erhaltenen Nierenfunktionen, charakteristisch für eine Proteinnephrose (nephrotisches Syndrom). Näheres zur Proteinnephrose des Hundes s. [30, 42, 45].

7.11 Nierenfunktionsprüfung

Problematik der Nierenfunktionsprüfung am Haustier

Funktionsprüfungen dienen dazu, den Umfang einer vermuteten Nierenschädigung quantitativ zu ermitteln.

In der Humanmedizin mißt man die Filtrationsleistung der Glomerula durch Bestimmen der Inulin-, Harnstoff- oder Kreatinin-Clearance, die Nierendurchblutung anhand der Clearance von **P**ara-**A**mino-**H**ippursäure (PAH) und die Funktion der Nierentubuli durch Prüfung der Phenolrot-Ausscheidung sowie der maximalen tubulären Sekretion von PAH [48].

Obwohl diese Methoden auch bei Haustieren anwendbar sind, haben sie mit Ausnahme der Phenolrot-Ausscheidung keine Bedeutung in der tierärztlichen Diagnostik erlangt, da der erforderliche Aufwand an Zeit und Ausrüstung nur bei wissenschaftlichen Untersuchungen möglich ist z. B. [2, 5, 11, 15, 31, 36, 50, 53, 57].

Neben dem Konzentrationsversuch und dem Adiuretintest, die bereits beschrieben wurden (Spezifisches Gewicht 7.3) kommt für die veterinärmedizinische Diagnostik von den Nierenfunktionsstörungen lediglich die Prüfung der Phenolrot-Ausscheidung infrage.

Prinzip der Phenolrot-Ausscheidung

Intravenös injiziertes Phenolrot (= Phenolsulfophthalein, PSP) wird je nach Leistungsfähigkeit der Nierentubuli verschieden schnell sezerniert. Der nach einem festgelegten Zeitraum in der Blase nachweisbare Prozentsatz vom injizierten Phenolrot dient als Maß der Nierenleistung. Verwendet man höhere Dosen von Phenolrot, dann kann auch der Abfall der Konzentration dieses Farbstoffes im Blutplasma als Maß der Nierenschädigung herangezogen werden [40].

Dieses Verfahren läßt sich beim Haustier eher anwenden, da die restlose Entleerung der Blase zu einem festgesetzten Zeitpunkt schwierig ist.

Methode

Der Test erfordert außer einem Photometer lediglich Phenolrot und Natronlauge als Reagenzien. Beim Hund wird 30 min nach der Injektion von Phenolrot die Blase vollständig entleert und die Phenolrotkonzentration im Urin nach Zusatz von Natronlauge gemessen [3].

Die Bestimmung der Phenolrot-Konzentration im Plasma 60 min nach Injektion ist beim Hund ebenfalls möglich [27]. Die Messung der dann verbliebenen geringen Farbstoffkonzentration ist jedoch schwierig, so daß wie beim BSP die Halbwertzeit bestimmt werden sollte.

Diagnostische Beurteilung

Die Phenolrot-Ausscheidung ist bei mittelgradigen Schäden der Nierentubuli sowie allen schweren Nierenschäden deutlich vermindert.

☐ Normalausscheidung in 30 min 35 % ± 5 % beim Hund
☐ mittlere Schädigung = 25 % ± 5 %
☐ schwere Schädigung unter 20 % [3]

Bei sehr fetten Hunden ist die Ausscheidung ebenfalls verzögert.

Zieht man den Abfall der Phenolrotkonzentration im Blutplasma nach intravenöser Injektion von 1 mg/kg KGW zur Beurteilung heran, dann sind Halbwertzeiten über 30 min beim jüngeren, 40 min beim älteren Hund als pathologisch anzusehen [27, 37, 41].

7.12 Literatur

1. AMROUSI, S. u. H. EIKMEIER, 1963: Experimentelle Untersuchungen über extrarenale Azotämien beim Hund. Berl. Münch. Tierärztl. Wschr. **76**, 436–438.
2. ASHEIM, A., 1963: Renal function in dogs with pyometra. Acta vet. Scand. **4**, 281–291, 293–306.
3. BÄRISWYL, K., 1961: Die Nierenfunktionsprobe mit Phenolrot beim Hund verglichen mit dem histologischen Nierenbefund. Dtsch. Tierärztl. Wschr. **68**, 578–582.
4. BERNER, H., 1971: Die Bedeutung chronischer Erkrankungen der Harnwege bei der Entstehung von Puerperalstörungen und Mastitiden der Muttersau. Dtsch. Tierärztl. Wschr. **78**, 241–245.
5. BIERI, P., 1976: Labordiagnose der Nierenerkrankungen bei der Katze mit besonderer Berücksichtigung der Para Amino Hippursäureclearance. Kleintier-Prax. **21**, 173–212.
6. BÖHNE, C., 1969: Früherkennung von Harnweginfekten mit Harn-Teststreifen. Erhöhung der Trefferquote durch orale Nitratsubstitution. Med. Klin. **64**, 887–890.
7. BOESKEN, W. H., 1975: Die tubuläre Proteinurie. Klin. Wschr. **53**, 473–479.
8. BRAUN, J. S. u. W. STRAUBE, 1975: Die Diagnostik der Mikrohämaturie mit einem neuen Teststreifen. Ein Vergleich mit mikroskopischen Untersuchungsmethoden. Dtsch. Med. Wschr. **100**, 87–89.
9. BRUCKNER, A. u. M. BERNHEIM, 1978: Eine mikrochemische mikroskopische Harnsteinanalyse. Ärztl. Lab. **24**, 72–78.
10. CAMPBELL, J. R. u. C. WATTS, 1970: Blood urea in the bovine animal. Vet. Rec. **87**, 127–132.
11. CARLSON, G. P. u. J. J. KANEKO, 1971: Sulfanilate clearance in clinical renal disease in the dog. J. Am. Vet. Med. Assoc. **158**, 1235–1239.
12. COLOMBO, J. P. u. R. RICHTERICH, 1977: Die einfache Urinuntersuchung. Bern–Stuttgart–Wien: H. Huber.
13. DUNCAN, R. J. u. K. W. PRASSE, 1976: Clinical examination of the urine. The Vet. Clinics of North America **6**, 647–661.
14. EIKMEIER, H. u. D. MANZ, 1965: Zur Frage der Ursachen der Hämaturie beim Hund. Kleintier-Prax. **10**, 161–164.
15. FILAR, J., 1971: Die p-Aminohippursäure (PAH) Retentionsprobe als Nierenfunktionstest beim Hund. Wien. Tierärztl. Mschr. **58**, 435–438.
16. FREUDIGER, U., 1968: Über die Nephritis der Katze. Kleintier-Prax. **13**, 153–158.
17. FREUDIGER, U., 1975: Extrarenale Nierenfunktionsstörungen. Kleintier-Prax. **20**, 245–254.
18. FRITSCH, R. u. A. L. ZUYLEN, 1966: Harnsteinleiden und Harninfektionen bei Kleintieren. Tierärztl. Umschau **21**, 551–554.
19. GABRISCH, K., 1973: Serumharnstoff und Serumkreatinin als Indikatoren der Nierenfunktion beim Hund. Kleintier-Prax. **18**, 133–135.
20. GABRISCH, K., 1973: Die Kontrolle des Säure-Basen-Gleichgewichts beim Hund durch Bestimmung der sogenannten mineralischen Alkalireserve. Kleintier-Prax. **18**, 189–197.
21. GABRISCH, K., 1979: Spezielle Nierendiagnostik. Düsseldorf: Hrsg. DVG, Fachgruppe Kleintierkrankheiten, Arbeitstagung.
22. GÄRTNER, K., 1961: Polydipsie als Zeichen einer Störung des Na-, Wasser- und Chlorhaushaltes bei der interstitiellen Nephritis des Hundes. Berl. Münch. Tierärzt. Wschr. **74**, 337–338.
23. GÄRTNER, K., 1962: Untersuchungen über die renale Na-Ausscheidung bei der chronischen Nephritis des Hundes. Berl. Münch. Tierärztl. Wschr. **75**, 109–111.
24. GÄRTNER, K., 1967: Untersuchung zur Verbreitung, Differentialdiagnostik, Ätiologie und Pathogenese spontaner Nephritiden beim Hund unter besonderer Berücksichtigung der Bedeutung von Leptospireninfektion. Hannover: M. & H. Schaper (Habilitationsschrift).

25. GÄRTNER, K. u. G. VOGEL, 1969: Pathophysiologie der Niere. In: SPÖRRI, H. u. H. STÜNZI. Pathophysiologie der Haustiere. Berlin–Hamburg: P. Parey.
26. GERBIG, K., 1969: Physiologie, Pathophysiologie und diagnostische Bedeutung des Harnstoffs. Med. Lab. **22**, 25–41.
27. GREIFFENHAGEN, U., W. WIRTH u. R. MÜLLER-PEDDINGHAUS, 1976: Der intravenöse Phenolrot-Test beim Hund. Kleintier-Prax. **21**, 118–123.
28. GRÜNDER, H. D., 1979: Labordiagnostik in der Rinderpraxis. Tierärztl. Prax. **7**, 101–114.
29. GRÜNDER, H.-D. u. H. MEURS, 1969: Der Konzentrationsversuch nach Volhard als einfache Nierenfunktionsprobe beim Rind. Dtsch. Tierärztl. Wschr. **76**, 651–653.
30. GRÜNDER, H.-D. u. G. TRAUTWEIN, 1965: Das klinische und pathologisch-anatomische Bild der Amyloidnephrose des Rindes. Dtsch. Tierärztl. Wschr. **72**, 442–447.
31. HARVEY, D. G., 1967: Some biochemical aspects of urology in the dog. J. Small Anim. Pract. **8**, 337–344.
32. HARVEY, D. G. u. C. M. HOE, 1966: A simple clearance test for the assessment of renal functions in dogs. J. Small Anim. Pract. **7**, 361–373.
33. HELL, H., 1979: Harnuntersuchungen bei Pferden unter besonderer Berücksichtigung der Untersuchung des Keimgehalts. Hannover: Tierärztl. Hochschule, Diss.
34. HODLER, J. u. H. HUNKELER, 1976: Pathophysiologie und Pathobiochemie der Urämie. Med. Klin. **71**, 77–86.
35. HOE, C. M. u. J. D. O'SHEA, 1965: The correlation of biochemistry and histopathology in kidney disease in the dog. Vet. Rec. **77**, 210–218.
36. KANEKO, J. J. u. C. E. CORNELIUS, 1970: Clinical Biochemistry of domestic animals, Vol. 2, 2. ed. New York–London: Academic Press.
37. KIRK, R. W., 1977: Current veterinary therapy VI. Small Animal Practice. Philadelphia–London–Toronto: W. B. Saunders Comp.
38. KRAATZ, G. u. K. RATZMANN, 1975: Serum Kreatinin und endogene Kreatininclearance. Z. inn. Med. **30**, 546–549.
39. KRASEMANN, C., P. BRÜHL u. M. TEUTSCHER, 1978: Untersuchungen zur Brauchbarkeit eines neuen Nährboden-Sets bei der Untersuchung von Harnkeimen in Klinik und Praxis. Ärztl. Lab. **24**, 346–351.
40. LAMBERTS, B., E. D. KRÜCKELS u. R. HEINTZ, 1970: Der Phenolsulfonphthalein-Test im Vergleich mit anderen Nierenfunktionsuntersuchungen. Dtsch. Med. Wschr. **95**, 2003–2010.
41. LANGEN, K., 1971: Untersuchungen zur Anwendbarkeit des intravenösen Phenolrot-Tests beim Hund. Berlin: Freie Univ., Fachber. Veterinärmedizin, Diss.
42. MÜLLER, L. F., 1966: Die Diagnostik der Nierenkrankheiten des Hundes. Wien. tierärztl. Mschr. **53**, 740–749.
43. MÜLLER-PEDDINGHAUS, R., B. SCHAEFER, U. GREIFFENHAGEN, W. WIRTH u. G. TRAUTWEIN, 1976: Beitrag zur Pathologie, Klinik und Ätiologie der Glomerulonephritis und interstitiellen Nephritis des Hundes. Berl. Münch. Tierärztl. Wschr. **89**, 7–11.
44. OEHLERT, S. u. H. OEHLERT, 1976: Untersuchungen über die Häufigkeit der Nierenerkrankungen in einer normalen Hundepopulation – Zwingerhunde. Kleintier-Prax. **21**, 16–21.
45. OPITZ, M., 1966: Nephrotisches Syndrom beim Hund. Berl. Münch. Tierärztl. Wschr. **79**, 417–419, 425–429.
46. OSBALDISTON, G. W. u. W. E. MOORE, 1971: Renal function tests in cattle. J. Am. Vet. Med. Assoc. **159**, 292–301.
47. PRIEUR, W. D., 1967: Diagnostik von Nierenkrankheiten. Kleintier-Prax. **12**, 164–166.
48. RICHTERICH, R. u. J. P. COLOMBO, 1978: Klinische Chemie. 4. Aufl. Basel: S. Karger.
49. ROSENBERGER, G., 1977: Die Klinische Untersuchung des Rindes. 2. Aufl. Berlin–Hamburg: P. Parey.
50. ROSSOW, N., 1960: Zur Prüfung der Nierenfunktion mittels renaler und totaler Clearanceverfahren unter besonderer Berücksichtigung der Totalclearance mit p-Aminohippursäure beim Hund. Arch. exp. Vet. Med. **14**, 84–96.
51. SCHMIDTKE, H.-O., 1970: Nierenkrankheiten des Hundes. Berl. Münch. Tierärztl. Wschr. **83**, 161–163.
52. SCHWARTZ-PORSCHE, D., 1965: Diagnose des Diabetes insipidus dargestellt an zwei Fällen beim Hund. Kleintier-Prax. **10**, 166–171.
53. SCHWARTZ-PORSCHE, D., H. BOTSCH u. A. SCHOLZ, 1972: Simultane Clearancebestimmungen mit ^{51}Cr. EDTA, Insulin, ^{125}J Hippuran und PAH beim Hund. Zbl. Vet. Med. Reihe A, **19**, 193–213.
54. SCHWARTZ-PORSCHE, D. u. L. F. MÜLLER, 1967: Eine durch Hydrochlorothiazid zu beeinflussende Polydipsie beim Hund. Kleintier-Prax. **12**, 3–13.
55. SOMMER, J., 1965: Die Nephritis und Urämie der Katze. Kleintier-Prax. **10**, 140–144.
56. SOMMER, J. u. R. KATTERMANN, 1968: Die semiquantitative Bestimmung von Harnstoff-N im Blut mit Teststreifen. Ärztl. Lab. **14**, 466–471.
57. VOGEL, G., 1962: Beitrag zur Kenntnis der Nierenphysiologie einiger Haussäugetiere. Zbl. Vet. Med., Beiheft 3.
58. WIRTH, W., 1966: Beitrag zum Wasserhaushalt beim Diabetes insipidus des Hundes. Kleintier-Prax. **11**, 129–132.
59. WIRTH, W., 1967: Die Urämie beim Hund. Kleintier-Prax. **12**, 200–202.
60. WIRTH, W., 1975: Nierenerkrankungen bei alten Hunden und Katzen. Prakt. Tierarzt **56**, Sonderheft Juli, 46–47.
61. WIRTH, W. u. K. BORCHERS, 1965: Vergleichende Untersuchungen zur Harnstoff-Reststickstoffbestimmung im Hundeblut. Kleintier-Prax. **10**, 76–78.

8   Bewegungsstörungen

8.1   Einleitung

Obwohl viele Bewegungsstörungen unserer Haustiere an charakteristischen Symptomen erkennbar sind und das Röntgenbild als technisches Hilfsmittel im Vordergrund steht, kann die Labordiagnostik zur Differentialdiagnose in folgenden Bereichen beitragen:

☐ Knochenmineralstoffwechsel
☐ Muskelerkrankungen
☐ Meningitis
☐ Arthritis

Störungen im Stoffwechsel der wichtigsten anorganischen Knochenbestandteile: **Calcium (Ca), Magnesium (Mg)** und **Phosphor (P)** beeinträchtigen entweder die Stützfunktion des Knochens (Rachitis, Osteomalacie, Osteodystrophia fibrosa) oder die neuromuskuläre Erregbarkeit (Hyperästhesie, Tetanie, Parese).

Am passiven Bewegungsapparat lokalisierte Veränderungen sowie Reiz- und Ausfallserscheinungen des Nervensystems geben daher Anlaß, Knochenmineralstoffwechselstörungen differentialdiagnostisch in Betracht zu ziehen.

Diagnostisch verwertbare Hinweise auf Störungen des Knochenmineralstoffwechsels ergeben sich aus der Untersuchung der Konzentration von Ca, Mg, P sowie der Aktivität der alkalischen Phosphatase im Blutplasma und der Überprüfung der Ausscheidung von Ca oder Mg mit dem Harn.

Muskelerkrankungen treten in Form von Degeneration, Nekrosen oder Muskelrissen auf, sind sehr schmerzhaft und geben zu pareseähnlichen Symptomen Anlaß. Auch Herzmuskelschäden können zu Schwächezuständen führen.

Ihre Diagnose ist durch Bestimmung der CK und GOT Aktivität im Blutplasma sowie Myoglobinnachweis im Harn möglich.

Beim Verdacht von **ZNS-Infektionen oder Arthritis** können die Untersuchung von Liquor cerebrospinalis oder Synovia zur Differentialdiagnose beitragen. Hierzu s. 4.3 und 4.4.

8.2   Nachweis verstärkter Osteoblastentätigkeit durch Bestimmung der alkalischen Phosphatase

Prinzip

Ursache mangelhafter mechanischer Belastbarkeit des Knochens können ungenügende Mineralisation der organischen Knochenmatrix (Rachitis, Osteomalacie) oder beschleunigter Knochenabbau (Osteodystrophia fibrosa) sein. Beide Zustände haben eine verstärkte Tätigkeit der Osteoblasten und damit eine erhöhte Aktivität der alkalischen Phosphatase (AP) im Blutplasma zur Folge. Nicht erhöht ist die alkalische Phosphatase-Aktivität bei der Osteoporose. Diese ähnelt im klinischen Bild der Osteodystrophia fibrosa, ist aber gekennzeichnet durch mangelhafte Bildung organischer Knochenmatrix und hängt daher nicht mit Mineralstoffwechselstörungen zusammen [32].

Methodik
Prinzipielles zur Bestimmung der Aktivität von Enzymen im Blutplasma kann im Abschnitt 5.7 nachgelesen werden.

Weitere Vereinfachungen, die darin bestehen, anstelle der Messung im Photometer die Farbtiefe entstehender Reaktionsprodukte visuell zu beurteilen, haben sich nicht bewährt, weil die Ergebnisse zu ungenau werden.

Interpretation
Ursache erhöhter Aktivität der alkalischen Phosphatase im Blutplasma können außer Rachitis, Osteomalacie oder Osteodystrophia fibrosa noch ein Knochentumor (lokal verstärkte Osteoblastentätigkeit), Fluorvergiftung oder Gallestauung (vgl. 5.2–5.4) sein.

Es ist ferner daran zu denken, daß Pflanzenfresser physiologischerweise hohe, starken Schwankungen unterworfene Werte der alkalischen Phosphatase im Blutplasma aufweisen.

Literaturhinweise und weitere Anmerkungen zu den Normalwerten der alkalischen Phosphatase finden sich in den Abschnitten 5.4 und 9.3.5. Jungtiere haben wesentlich höhere Normalwerte als Erwachsene, was sich durch die höhere Osteoblastentätigkeit während des Knochenwachstums erklärt [24, 25, 30].

8.3 Differentialdiagnose der Ursachen erhöhter Osteoblastenaktivität anhand der Konzentration von Calcium und anorganischem Phosphor im Blutplasma

Prinzip
Mangelhafte Mineralisation der organischen Knochenmatrix (Rachitis, Osteomalacie) ergibt sich bei zu geringer Konzentration von Calcium oder Phosphat (oder beiden zugleich) in der extrazellulären Flüssigkeit (Abb. 8.1 und 8.2). Die Konzentrationen beider Mineralstoffe im Blutplasma entsprechen denen in der extrazellulären Flüssigkeit. Prinzipiell ist bei Ca-Mangelernährung die Ca-Konzentration, bei P-Mangel die Konzentration von anorganischem P und bei Vitamin D-Mangel sowohl Ca wie anorg. P im Blutplasma erniedrigt. Da der Organismus aber bestrebt ist, die Calcium-Konzentration auf Kosten gesteigerten Knochenabbaus (= Osteodystrophia fibrosa) aufrecht zu erhalten, sind die Abweichungen des Calcium-Spiegels vom Normalwert oft nicht eindeutig feststellbar (Abb. 8.1 [24, 25, 27]).

Einen selten vorkommenden Sonderfall stellt die tumoröse Entartung der Parathyreoidea dar. Hierbei ist die Calcium-Konzentration im Plasma wegen des gesteigerten Knochenabbaus erhöht. Die Konzentration des anorganischen Phosphors im Plasma ist niedrig, weil das Parathormon eine massive P-Ausscheidung in der Niere

Knochenmineralstoffwechsel, physiologisch

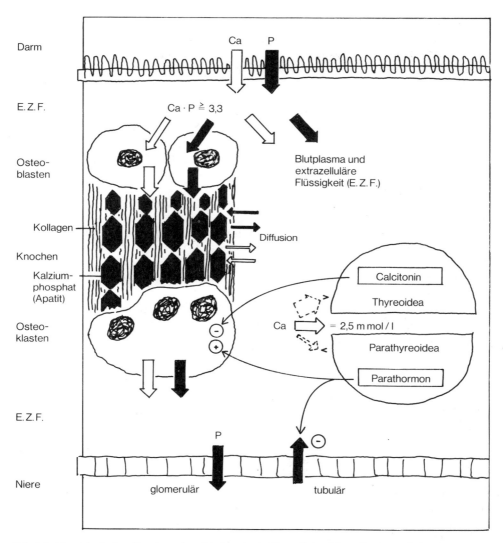

Abb. 8.1 Physiologischer Knochenmineralstoffwechsel. Mangelhafte Mineralisation bei Ca [mmol/l] · P [mmol/l] unter 3,3 (Rachitis, Osteomalacie), beschleunigter Knochenabbau bei Ca unter 2,5 mmol/l im Blutplasma. Dieser Mechanismus versagt, wenn plötzlich der Bedarf an Ca steigt, oder die Zufuhr vom Darm her gestört wird, weil dann zu wenige Osteoklasten vorhanden sind [27]

verursacht. Im Gegensatz zur kompensatorischen Hyperfunktion der Parathyreoidea bei Calcium-Mangel (und Vitamin D-Mangel), welche man als sekundären Hyperparathyreoidismus bezeichnet, nennt man den von Nebenschilddrüsen-Geschwülsten verursachten Zustand primären Hyperparathyreoidismus. Ähnliche Auswirkungen wie letzterer hat eine toxische Überdosis von Vitamin D. Bei renaler

Osteopathie versagt die renale P-Ausscheidung. Die Synthese von 1,25 OH-Vitamin D_3 hört auf, dadurch Störung der Ca-Resorption im Darm [9]. Eine Übersicht gibt die Tabelle 8.1.

Methodik der Plasma-Calcium-Bestimmung

Diagnostisch verwertbare Ergebnisse erzielt man nur mit sehr exakten Methoden der Plasma-Calcium-Bestimmung. Für große Untersuchungsreihen hat sich die Atomabsorptions-Flammenphotometrie durchgesetzt. Bei Emissions-Flammenphotometrie ist eine heiße Flamme (Acetylen) erforderlich.

Zur Bestimmung von Plasma-Calcium mit dem Photometer sind Methoden ohne vorhergehende Enteiweißung zu bevorzugen. Bei der auf Fällung des Calciums mit Chloranilat beruhenden Bestimmung muß sehr sorgfältig gearbeitet werden [22].

Die verwendeten Antikoagulantien dürfen kein Calcium binden (EDTA, Oxalat, Citrat vermeiden).

Die technisch einfache Ca-Bestimmung durch Titration mit Verbindungen, welche das Calcium komplex binden, unter visueller Kontrolle, hat wegen des schleppenden Farbumschlages eine zu große Fehlerbreite (die Kontrolle der Titration im Photometer liefert exakte Werte, ist aber für die Praxis zu umständlich).

Methodik der Bestimmung des anorganischen Phosphors im Plasma

Nur etwa die Hälfte des im Blutplasma enthaltenen Phosphors liegt in anorganischer Form – als Phosphat – vor und nur dieser Anteil ist bei der Untersuchung des Mineralstoffwechsels von Interesse.

Zur Bestimmung im Photometer wird die Bildung einer blau gefärbten Verbindung des Phosphors mit Molybdänsäure ausgenutzt. Es gibt zahlreiche Variationen dieses Prinzips.

Es sollten Methoden gewählt werden, die keine vorherige Enteiweißung der Probe erfordern und keine starke Zeitabhängigkeit der Reaktion aufweisen [28 und 11 in 1.5].

Normalwerte und Interpretation

Die physiologische Calcium-Konzentration im Blutplasma erwachsener Säugetiere wird vom Organismus in einem engen Bereich um 2,5 mmol/l konstant gehalten. Da aber bei einfacher Ausrüstung systematische und zufällige Fehler der Messung eintreten, welche zur physiologischen Variationsbreite hinzukommen, sollte der Normalbereich nicht enger als 2,5 ± 0,25 mmol/l Ca im Blutplasma definiert werden. Die Werte junger Tiere liegen bis zu 0,25 mmol/l höher.

Milchkühe können bei ungestörtem Wohlbefinden subnormale Calciumkonzentrationen im Blutplasma aufweisen. Bei Hühnern findet man im Verlauf des Legezyklus Calcium-Konzentrationen im Blutplasma von 3,7 mmol/l und mehr [20].

Die Ernährung beeinflußt das Plasma-Calcium, von chronischen Mangelzuständen abgesehen, kaum.

Im Gegensatz zum Calcium ist die physiologische Konzentration des anorganischen Phosphors im Blutplasma unserer Haustierarten verschieden und auch größeren individuellen und ernährungsbedingten Schwankungen unterworfen. Als grobe

Pathogenese der Skelettläsionen bei Mineralstoffwechselstörungen (Schwein)

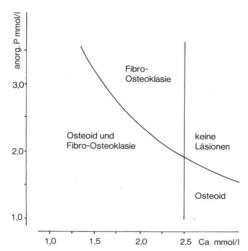

Abb. 8.2 Auftreten von Skelettläsionen in verschiedenen Bereichen subnormaler Konzentration von Calcium und anorganischem Phosphor im Blutplasma. Der Darstellung liegen Befunde am Schwein zugrunde. Sie gilt aber auch für andere Haussäugetiere

Regel kann gelten, daß Jungtiere und schnellwachsende Spezies (z. B. Schwein, Ratte) höhere Werte aufweisen, während die niedrigsten bei Menschen und Affen anzutreffen sind [25].

Aus der Tabelle zur Differentialdiagnose geht hervor, daß die Calcium-Bestimmung durch den Nachweis von Hypo- oder Hypercalcämie in Verbindung mit der alkalischen Phosphatase wesentlich größeren Aussagewert hat, als die Bestimmung des anorganischen Phosphors. Bei diesem ist allein die Feststellung von Hypophosphatämie von Interesse und diese ist nur unter den Bedingungen der Phosphor-Mangelernährung oder des Vitamin D-Mangels zu erwarten [20].

Tab. 8.1 Differentialdiagnose von Störungen des Knochenmineralstoffwechsels

	Plasma-Ca	Plasma-anorg. P	Plasma AP
Vitamin D-Mangel	−	−	+
Phosphor-Mangel	⊖ bis +	⊖	+
Calcium-Mangel (= sek. Hyperparathyreodismus)	⊖ bis −	⊖ bis +	+
renale Osteopathie	− bis ⊖	+	+
Tumor der Parathyreoidea	+	−	⊖ bis +
Knochentumor	⊖	⊖	⊖ bis +
Osteoporose	⊖	⊖	⊖
Vitamin D-Vergiftung	+	− bis +	− bis ⊖

Zeichenerklärung:
⊖ = normal; + = erhöht; − = erniedrigt

Für eine orientierende Abgrenzung der Knochenmineralstoffwechselstörungen von anderen Schäden am passiven Bewegungsapparat wird man daher zunächst die Aktivität der alkalischen Phosphatase messen. Die Calciumbestimmung ermöglicht eine Differenzierung der Ursachen. Sie sollte entweder sehr exakt oder – wenn das nicht möglich ist – um Irrtümer zu vermeiden – gar nicht durchgeführt werden.

8.4 Hypocalcämie und Hypomagnesämie als Ursache nervöser Reiz- und Ausfallerscheinungen

Prinzip

Subnormale Konzentrationen von Calcium oder Magnesium oder beiden im Blutplasma erhöhen die Empfindlichkeit der betroffenen Individuen (= Hyperästhesie) und führen zu Krampfanfällen (Tetanie). Dies ist bei weniger als 1,7 mmol/l Ca und weniger als 0,4 mmol/l Mg in der Regel zu erwarten, tritt aber nicht immer ein (= latente Tetanie).

Solche Zustände treten entweder nach langanhaltender Mineralstoff-Mangelversorgung oder – was häufiger ist – bei plötzlich gesteigertem Bedarf (Geburt, Laktation) oder plötzlich verminderter Resorption (Futterumstellung, Indigestion) ein, wenn die Tiere zuvor reichlich mit Calcium versorgt wurden und nur wenige Osteoklasten vorhanden sind, die auf Parathormon reagieren können [27].

Sinkt die Calcium-Konzentration im Plasma stark, während die Magnesium-Konzentration normal bleibt, dann wird das Tier zu aktiven Bewegungen unfähig (= Parese) und reagiert nicht mehr auf äußere Reize (= Koma).

Neben der exakten Bestimmung von Ca und Mg im Blutplasma kann deren Nachweis im Harn mittels einfacher Tests angewandt werden, da die Nierenschwelle für Magnesium zwischen 0,6 und 0,8 mmol/l, für Calcium zwischen 1,5 und 2,0 mmol/l liegt. Sinkt die Plasma-Konzentration tiefer, dann erfolgt keine Ausscheidung im Harn.

Methoden

Im Gegensatz zur Calcium-Bestimmung gibt es keine einfache Methode zur Feststellung der Magnesium-Konzentration im Photometer, evtl. kämen die nach [28] und [11] in 1.5 in Frage. Für Forschungszwecke setzt man die Atomabsorptions-Flammenphotometrie ein.

Zur Untersuchung des Magnesiumgehaltes von Harnproben wurde ein einfacher Test empfohlen (Merckognost-Magnesium) [15]. Die für Bestimmungen von Calcium wie Magnesium im Blutplasma zu ungenaue (visuell kontrollierte) komplexometrische Titration ist für Harnproben gut geeignet. Einen qualitativen Calciumnachweis im Harn ermöglicht der »Sulkowitsch Test« Ausführung s. [22]. Das eigentliche Anwendungsgebiet dieses Tests ist allerdings die Kontrolle übermäßiger Calcium-Ausscheidung als Folge pathologischer Hypercalcämie (s. Tabelle 8.1).

Diagnostische Bewertung

Man kann bei der Untersuchung von Blutproben fraglicher Fälle stets mit eindeutigen Ergebnissen rechnen, weil die Konzentrationsbereiche von Ca oder Mg im Blutplasma, bei denen Tetanie oder Parese mit hoher Wahrscheinlichkeit auftreten, deutlich unter dem Normalbereich liegen (Calcium physiologisch mindestens 2,2 mmol/l, Magnesium mindestens 0,8 mmol/l, Tetanie ab 1,7 mmol/l Ca, 0,4 mmol/l Mg) [3, 4, 6, 14, 23, 26, 29].

Da es sich aber in der Regel um akut lebensbedrohende Krankheitszustände bei landwirtschaftlichen Nutztieren fernab vom Labor handelt, stellt man die Diagnose in der Praxis aufgrund der klinischen Symptome. Laboruntersuchungen erfolgen – abgesehen von wissenschaftlichen Fragestellungen – nur zur Kontrolle ganzer Tierbestände bei vermuteter Mangelsituation.

Für solche prophylaktischen Untersuchungen an ganzen Tierherden können auch Harnproben herangezogen werden, die einfacher zu gewinnen und zu untersuchen sind. Ihre Bedeutung liegt im Ausschluß einer Mangelsituation, wenn reichliche Magnesium-Ausscheidung nachgewiesen wurde. Das gleiche gilt für Calcium, allerdings mit der Einschränkung, daß bei mäßiger Hypocalcämie noch etwas Ca im Urin enthalten sein kann. Näheres siehe [13, 16, 19, 23].

8.5 Diagnose von Muskelschäden durch Enzymaktivitätsbestimmung

Prinzip
Creatin-Kinase (CK = CPK) ist ein für quergestreifte Muskulatur spezifisches Enzym, das bei gesteigerter Durchlässigkeit der Zellmembran oder Nekrose von Muskelzellen frei wird und im Blutplasma mit erhöhter Aktivität auftritt.

Daneben wird auch GOT freigesetzt, die zwar nicht muskelspezifisch aber einfacher bestimmbar ist [1, 2, 17, 28].

Methoden
Bestimmung der CK und GOT im Photometer nach Angaben der Reagenzienhersteller und 5.7.

Diagnostische Bewertung
CK-Aktivitätserhöhung tritt nur bei Schäden der Skelett- oder Herzmuskulatur auf.

CK und GOT erscheinen 1–3 Stunden nach Beginn der Schädigung im Blutplasma und werden mit Halbwertzeiten von $\approx$ 5 h beim Schwein [2] und $\approx$ 15 h beim Menschen ([18] in 1.5) eliminiert. Nach einmaligen Schäden ist wegen kurzer Halbwertzeit mit rascher Normalisierung zu rechnen.

Die etwa gleiche Halbwertzeit von GOT und CK führt bei Schwein und Mensch dazu, daß das Verhältnis beider Enzyme zueinander im Verlauf der Ausscheidung gleich bleibt und erlaubt es, das geschädigte Organ zu identifizieren.

Praktisch kann man so vorgehen, zunächst nur GOT zu bestimmen (methodisch einfacher) und eine festgestellte Erhöhung durch CK-Bestimmung zu differenzieren.

Falls eine deutlich erhöhte CK vorliegt, berechnet man den Quotienten aus CK/GOT [7]. Beim Schwein kann aus Quotienten über 50 auf Skelettmuskelerkrankung, im Bereich 20–50 auf Herzmuskelschäden und unter 20 auf die Leber als

Herkunftsorgan geschlossen werden. Der früher beschriebene GOT/CK Quotient [1] ergibt bei optimierter Enzymbestimmung andere Zahlenwerte.

Als Ursachen für skelettmuskel-typische Enzymanstiege kommen infrage:

☐ Muskelruptur
☐ Prellungen, Frakturen, chirurgische Eingriffe
☐ Schock (Hypoxämie im Muskel)
☐ intramuskuläre Injektion (Gewebeverträglichkeit)
☐ ungewohnte Anstrengung, Tetanus
☐ Belastungsmyopathie, Rückenmuskelnekrose (Schwein) [1, 2]
☐ paralytische Myoglobinurie (Pferd, Rind) [10, 11, 18]
☐ ernährungsbedingte Myopathie (Vit. E, Selenmangel) [5, 21]
☐ Myositis, degenerative Myopathie.

8.6 Nachweis von Myoglobin im Harn

Prinzip
Im Blutplasma enthaltenes Myoglobin wird glomerulär filtriert und nur bis zu 0,2 g/l tubulär rückresorbiert, darüber mit dem Harn ausgeschieden.

Methodik
Nachweis mit den für Hämoglobin üblichen Schnelltests. Differenzierung anhand der Plasmafärbung: Hämoglobinurie nur bei sichtbar hämolytischem Plasma, außerdem: Anstieg des indirekt reagierenden Bilirubins (vgl. 2.1.2, 2.4.5), niedriger Hämatokrit. Spezifische chemische Bestimmung schwierig.

Diagnostische Bewertung
Bei akuten Muskelnekrosen von Pferd und Rind auftretend [8, 10]. Nicht bei Rückenmuskelnekrose des Schweines, lokalen und protrahierten Muskelschäden.

8.7 Literatur

1. BICKHARDT, K., 1969: Ein enzymatisches Verfahren zur Erkennung von Muskelschäden beim lebenden Schwein. Dtsch. Tierärztl. Wschr. **76**, 601–604, 691–694.
2. BICKHARDT, K., H. J. CHEVALIER, W. GIESE u. H. J. REINHARD, 1972: Akute Rückenmuskelnekrose und Belastungsmyopathie beim Schwein. Berlin–Hamburg: P. Parey.
3. BLUM, J. W. u. J. A. FISCHER, 1974: Ätiologie, Pathophysiologie und Prophylaxe der hypocalcämischen Gebärparese des Rindes – Eine Übersicht. Schweiz. Arch. Tierheilkd. **116**, 603–628.
4. BOSTEDT, H., 1976: Beitrag zum Problem des Festliegens bei Schafen in der Zeit um die Geburt. Berl. Münch. Tierärztl. Wsch. **89**, 156–161.
5. BOSTEDT, H., 1976: Serumenzymatische Untersuchungen bei Lämmern im Alter von 10 bis 30 Tagen – gleichzeitig ein Beitrag zur Prophylaxe der enzootischen Muskeldystrophie. Berl. Münch. Tierärztl. Wschr. **89**, 169–174.
6. BOSTEDT, H., V. WENDT u. R. PRINZEN, 1979: Zum Festliegen des Milchrindes im peripartalen Zeitraum – klinische und biochemische Aspekte. Prakt. Tierarzt **60**, 18–34.
7. CHEMNITZ, G., E. SCHMIDT, P. U. KOLLER u. E. W. BUSCH, 1979: Kreatinkinase. Überarbeitete Standardmethode: Referenzwerte und Klinik. Dtsch. med. Wschr. **104**, 257–260.
8. CHRISTL, H., 1971: Paralytische Myoglobinurie bei Jungrindern. Dtsch. Tierärztl. Wschr. **78**, 201–232.
9. DELUCA, H. F., 1974: Neue Erkenntnisse über den Vitamin-D-Stoffwechsel. Triangel (Sandoz) **12**, 111–118.
10. FANTA, J., 1979: Weidemyopathie bei Jungrindern. Tierärztl. Umschau **34**, 98–104.

11. GERBER, H., J. MARTIG u. R. STRAUB, 1973: Enzymuntersuchungen von Großtieren im Hinblick auf Diagnose und Prognose. Tierärztl. Praxis **1**, 5–18.
12. GRÖTZNER, E., 1975: Das Verhalten ausgewählter Serumparameter festliegender Kühe vor und nach konventioneller Therapie sowie in Verbindung mit einem Leberschutzpräparat. Prakt. Tierarzt **56**, 742–751.
13. GRÜNDER, H. D., 1979: Labordiagnostik in der Rinderpraxis. Tierärztl. Praxis **7**, 101–114.
14. GÜRTLER, H., 1964: Ernährungsphysiologische Aspekte zur Ätiologie, Behandlung und Prophylaxe der Gebärparese des Rindes. Mhefte Vet. Med. **19**, 327–332.
15. HORBER, H., U. EIGENMANN, H. JUCKER u. W. LEEMANN, 1979: Magnesiumstatus der Milchkuh zur Zeit des Weidebeginns und dessen Beurteilung mit einem neuen Harn-Schnelltest. Schweiz. Arch. Tierheilkd. **121**, 187–193.
16. JONAS, K., 1971: Mineralstoffbestimmungen im Harn – Methoden und Bedeutung als diagnostische Möglichkeit zur rechtzeitigen Erkennung von Fehlernährung bei Milchkühen. Mhefte Vet. Med. **26**, 441–445.
17. KÄMMERER, V., 1977: Creatinkinase. Ärztl. Lab. **23**, 37–43.
18. KLEE, W. u. K. HEINRITZI, 1977: Klinische Beobachtungen bei der paralytischen Myoglobinurie des Rindes. Tierärztl. Umschau **32**, 236–245.
19. KOLB, E., 1964: Der Magnesiumstoffwechsel beim Rind, unter besonderer Berücksichtigung der Entstehung, Behandlung und Prophylaxe der Hypomagnesämie (Weidetetanie). Mhefte Vet. Med. **19**, 216–221.
20. KOLB, E. u. H. GÜRTLER, 1971: Ernährungsphysiologie der landwirtschaftlichen Nutztiere. Jena: VEB G. Fischer.
21. KUTTLER, K. L. u. D. W. MARBLE, 1958: Relationship of serum transaminase to naturally occurring and artificially induced white muscle disease in calves and lambs. Am. J. Vet. Res. **19**, 632–636.
22. LEYBOLD, K. u. E. GRABENER, 1976: Praxis-Laboratorium. 7. Aufl. Stuttgart: G. Thieme.
23. MEYER, H. u. K. H. MENKE, 1973: Leitfaden zur Beurteilung der Mineralstoffversorgung des Rindes in der Praxis. Übersichten zur Tierernährung **1**, 89–146.
24. PLONAIT, H., 1967: Mineralstoffwechselstörungen bei Ferkeln und Mastschweinen. Dtsch. Tierärztl. Wschr. **74**, 338–341.
25. PLONAIT, H., 1969: Erbliche Rachitis der Saugferkel: Pathogenese und Therapie. Zbl. Vet. Med., Reihe A, **16**, 271–316.
26. PRIEUR, W. D., 1966: Hypocalcämisch-tetanische Anfälle beim Hund auf Grund von Störungen der Parathyreoidea. Kleintier-Prax. **11**, 173–175.
27. RASMUSSEN, H., 1974: Die hormonale Steuerung der Knochenzellfunktion. Triangel (Sandoz) **12**, 103–110.
28. RICHTERICH, R. u. J. P. COLOMBO, 1978: Klinische Chemie. 4. Aufl. Basel: S. Karger.
29. SEIDEL, H., J. SCHRÖTER u. E. KOLB, 1964: Natrium-, Kalium-, Kalzium- und Magnesium-Bestimmungen im Serum von festliegenden Rindern. Mhefte Vet. Med. **19**, 926–932.
30. SEIDEL, H. u. J. KLÄHN, 1978: Der Nachweis der alkalischen Phosphatase zur Früherfassung der Rachitis und Osteomalazie des Schweines in industriemäßig produzierenden Anlagen. Mhefte Vet. Med. **33**, 625–629.
31. SIMESEN, M. G., 1970: In: KANEKO, J. J. u. C. E. CORNELIUS (1970): Clinical Biochemistry of domestic animals, Vol. 1, 2nd. ed. New York–London: Academic Press.
32. ÜBERSCHÄR, S., H. P. BRANDT u. W. WIRTH, 1967: Skelettveränderungen vom Typ der Osteogenesis imperfecta bei Raubkatzen. Zbl. Vet. Med. Reihe A, **14**, 252–271.

9 Die Beurteilung von Laborergebnissen

9.1 Meßgrößen im klinischen Labor

Die Angabe und Ermittlung von Meßergebnissen im geschäftlichen und amtlichen Verkehr ist in der Bundesrepublik Deutschland durch das Gesetz über Einheiten im Meßwesen vom 2.7.1969 geregelt. Danach dürfen ab 1.1.1978 nur noch SI-Einheiten (Système International d'Unités) benutzt werden.

Die Kenntnis früher üblicher Einheiten für die Meßgrößen im klinischen Labor ist daneben für längere Zeit erforderlich, um ältere Literaturangaben, Skalen und Protokolle korrekt auswerten zu können.

Nachstehende Zusammenfassung der für die Biochemie relevanten Größen sollen das Arbeiten mit den SI-Einheiten erleichtern.

Das SI benutzt 7 Basisgrößen (Tab. 9.1); für jede Basisgröße gibt es nur eine Basiseinheit, deren genaue Definitionen man z. B. in der DIN-Norm 1301 sowie im § 3 und § 4 des Einheitengesetzes findet.

Die Tabelle 9.3 enthält in der Spalte »nicht empfohlen« Einheiten, die im klinischen Labor bis vor kurzem noch üblich waren und daher in der Literatur, aber auch in Arbeitsvorschriften, auf Geräteskalen, evtl. auch Präparaten, noch zu finden sind. Ein wesentlicher Unterschied ist, daß als Einheit des Volumens von Flüssigkeiten im SI stets das **Liter** zugrunde gelegt wird, während früher für chemische Bestimmungen meist die Masse ($\hat{=}$ Gewicht) der Substanz **pro 100 ml** angegeben wurde, während bei hämatologischen Werten die Zellzahl in **Kubikmillimeter** protokolliert wurde.

Tab. 9.1 Basisgrößen und ihre Einheiten

Basisgröße		Basiseinheit	
Name	Symbol	Name	Symbol
Länge	l	Meter	m
Masse	m	Kilogramm	kg
Zeit	t	Sekunde	s
elektrische Stromstärke	I	Ampère	A
Thermodynamische Temperatur	T	Kelvin	K
Lichtstärke	I	Candela	cd
Stoffmenge	n	Mol	mol

Folgende Begriffe werden unterschieden:
Meßgröße: physikalisch oder chemisch meßbare Eigenschaft eines definierten Systems (Beispiele: Masse oder Temperatur einer bestimmten Menge Wasser).
Einheit: Aus der Menge gleichartiger Meßgrößen ausgewählte und festgelegte Bezugsgröße (Beispiele: Kilogramm; Kelvin). Die Einheit darf nicht mit der Dimension verwechselt werden.
Meßwert (einer Meßgröße): Produkt aus Zahlenwert und Einheit (Beispiele: 5 kg; 273.15 K).
Dezimale Vielfache und Teile von Einheiten können durch Vorsetzen bestimmter Vorsilben gebildet werden. Dabei sind die in Tabelle 9.2 angeführten Bezeichnungen empfohlen bzw. nicht empfohlen.

Meßgrößen im klinischen Labor

Tab. 9.2 Vorsätze für Einheitensymbole

Faktor	Vorsilbe	Symbol	
10^{12}	Tera-	T	
10^{9}	Giga-	G	empfohlen
10^{6}	Mega-	M	
10^{3}	Kilo-	k	
10^{2}	Hekto-	h	
10^{1}	Deka	da	nicht empfohlen
10^{-1}	Dezi-	d	
10^{-2}	Zenti-	c	
10^{-3}	Milli-	m	
10^{-6}	Mikro-	µ	
10^{-9}	Nano-	n	empfohlen
10^{-12}	Piko-	p	
10^{-15}	Femto	f	
10^{-18}	Atto-	a	

Tab. 9.3 Meßgrößenarten und ihre Einheiten. Basis-Meßgrößen sind durch Fettdruck hervorgehoben; in der 3. Spalte ist die Klassifikation als SI-Basiseinheit (B.), kohärente abgeleitete SI-Einheit (k.) bzw. als nicht kohärente abgeleitete Einheit (n. k.) angegeben

Meßgrößenart Name (Symbol)	Einheit		Symbole der Einheit und der Untereinheiten	
	Name	Klass.	empfohlen	nicht empfohlen
Länge (l)	Meter	B.	m mm µm nm	dm, cm µ, u mµ, mu, A (1 A = 0,1 nm)
Fläche (A)	Quadratmeter	k.	m^2 mm^2 $µm^2$	cm^2 $µ^2$
Volumen (V)	Kubikmeter	k.	m^3	
	Liter	n.k.	l dm^3 ml cm^3 µl mm^3 nl pl fl $µm^3$	L ccm, cc µµ $µ^3$
Masse (m)	Kilogramm	B.	kg g mg µg ng pg	Kg gr γ mµg γγ, µµg
Stoffmenge (n)	Mol	B.	mol mmol µmol nmol	M, aeq, val, g-mol mM, maeq, mval µM, µaeq, µval nM, naeq, nval

124 Die Beurteilung von Laborergebnissen

Tab. 9.3 Fortsetzung

Meßgrößenart Name (Symbol)	Einheit		Symbole der Einheit und der Untereinheiten	
	Name	Klass.	empfohlen	nicht empfohlen
Massenkonzentration (einer Komponente B) (ρ_B)	Kilogramm pro Liter	n.k.	kg/l g/l mg/l µg/l ng/l	g/ml %, g%, %(w/v), g/100 ml, g/dl ‰, g‰ mg%, mg/100 ml, mg/dl ppm, ppm (w/v) µg%, µg/100 ml, γ% ppb, ppb (w/v) µµg/ml
Massenverhältnis (einer Komponente B) (w_B)	eins	k.	x 1 x 10^{-3} x 10^{-6} x 10^{-9}	kg/kg, g/g %, Gew.-% g/kg, ‰ mg/kg, ppm µg/kg, ppb
Volumenverhältnis (einer Komponente B) (φ_B)	eins	k.	x 1 x 10^{-3} x 10^{-6}	l/l, ml/ml %, %(v/v), Vol.-% ml/l, ‰, Vol.-‰ µl/l, ppm
Stoffmengenkonzentration, Molarität (einer Komponente B) (c_B; [B])	Mol pro Liter	n.k.	mol/l mmol/l µmol/l nmol/l	M, m, aeq/l, val/l, N, n mM, maeq/l, mval/l µM, uM, µaeq/l nM, naeq/l
Thermodynamische Temperatur (T)	Kelvin	B.	K mK	°K, k°, grd
Celsius-Temperatur (t, ϑ)	Grad Celsius	Spez. abgel. k.	°C, K m°C, mK	C, °, C°
Zeit (t)	Sekunde	B.	a Ms d h ks min s ms µs	Std., St. min., Min., m sec., s. us

Hinzu kommt für chemische Konzentrationsangaben, daß soweit wie möglich die Stoffmengenkonzentration in mol/l an die Stelle der Massenkonzentration g/l tritt.

So ergeben sich zum Teil komplizierte Umrechnungsfaktoren, in anderen Fällen nur Verschiebungen des Kommas oder Umbenennungen der Einheit bei gleichem Zahlenwert. In Tab. 9.4 sind für die wichtigsten Meßgrößen die Umrechnungsfaktoren wiedergegeben.

Tab. 9.4 Umrechnungstabelle für Blutmeßgrößen von älteren Einheiten in SI-Einheiten und umgekehrt (Beispiel: g/100 ml · 10 = g/l)

	SI-Einh.	Faktor zur Umrechnung in ältere Einh.	Faktor zur Umrechnung in SI-Einh.	ältere Einh.
Hämoglobin	g/l	0,1	10	g/100 ml
Hämatokrit	l/l	100	0,01	%
Erythrozyten	T/l	1,00	1,00	Mill/mm³
Erythrozytenvolumen	fl	1,00	1,00	µ³
Erythrozytenhämoglobin	pg	1,00	1,00	µ µg
Blutsenkung	mm/h	1,00	1,00	mm/h
Leukozyten	G/l	1,00	1,00	1000/mm³
Calcium	mmol/l	4,00	0,249	mg/100 ml
Phosphor	mmol/l	3,09	0,322	mg/100 ml
Natrium	mmol/l	2,29	0,435	mg/100 ml
Kalium	mmol/l	3,91	0,255	mg/100 ml
Magnesium	mmol/l	2,43	0,411	mg/100 ml
Chlorid	mmol/l	3,54	0,282	mg/100 ml
Ca^{++}, Mg^{++}	mmol/l	2,00	0,50	meq/l (maeq./L)
Na^+, K^+, Cl^-	mmol/l	1,00	1,00	meq/l (maeq./L)
Bilirubin	µmol/l	0,0585	17,1	mg/100 ml
Kreatinin	µmol/l	0,0131	88,4	mg/100 ml
Harnsäure	µmol/l	0,0168	59,4	mg/100 ml
Harnstoff	mmol/l	6,00	0,166	mg/100 ml
Glucose	mmol/l	18,0	0,055	mg/100 ml
Lactat	mmol/l	9,00	0,111	mg/100 ml
Cholesterin	mmol/l	38,6	0,0259	mg/100 ml
Lipide	g/l	100	0,01	mg/100 ml
Proteine	g/l	0,10	10,0	g/100 ml
alle Enzyme in U/l (identisch mit mU/ml)				

g/l = Gramm pro Liter
l/l = Liter pro Liter
T/l = Tera pro Liter (10^{12})
G/l = Giga pro Liter (10^9)
fl = Femtoliter (10^{-15})
pg = Pikogramm (10^{-12})
Auszug aus den Mitteilungen der Deutschen Gesellschaft für Klinische Chemie e. V. 1/1975

9.2 Kontrolle der Richtigkeit und Genauigkeit von Meßwerten

Auch wenn sorgfältig gearbeitet wird und einwandfreie Geräte und Reagenzien zur Verfügung stehen, kann man nicht erwarten, daß die festgestellten Meßwerte vollkommen richtig sind, das heißt, mit dem tatsächlichen Zustand im Patienten oder im Probenmaterial übereinstimmen.

Die auftretenden Abweichungen können zufälliger Natur sein, wie bei der Ablesung geschätzter Zwischenwerte auf einer Skala, oder systematisch auftreten, wenn beispielsweise eine Enzymreaktion stets bei zu niedriger Temperatur abläuft und daher regelmäßig zu kleine Aktivitätswerte ergibt.

Ein Teil derartiger Ungenauigkeiten ist durch die vorhandene Ausrüstung und das Prinzip der Untersuchungsmethode bedingt und insofern unvermeidlich. Andere beruhen auf mangelhafter Sorgfalt oder fehlendem Verständnis, sind also echte »Fehler«.

Um einen zutreffenden Eindruck vom Umfang der Ungenauigkeit erarbeiteter Meßwerte zu erhalten, bestimmt man in regelmäßigen Abständen ein käufliches Standardpräparat parallel zu den von Patienten stammenden Proben. Die Ergebnisse können sofort zur groben Orientierung über die Richtigkeit herangezogen werden, gewinnen aber erheblich an Aussagekraft, wenn sie fortlaufend in eine graphische Darstellung entsprechend der Abb. 9.1 eingetragen werden, die als Kontrollkarte für jede Methode angelegt wird.

An dem hier wiedergegebenen Beispiel für die Proteinbestimmung kann man erkennen, daß die Meßwerte um einen Durchschnittswert (arithmetischer Mittelwert = $\bar{x}$) schwanken, der im Idealfall genau dem des Standardpräparats entsprechen sollte. Die Abweichung des selbst erarbeiteten Mittelwerts von den Angaben für das Kontrollpräparat ist ein Maß für die Richtigkeit der eigenen Messungen.

Der Bereich, in dem die einzelnen Messungen vom Mittelwert abweichen, die Genauigkeit, läßt sich durch Errechnen der Standardabweichung ($\pm$ s) festlegen. Bei rein zufälligen Fehlerquellen liegen jeweils 34 % der Werte oberhalb und unterhalb des Mittelwerts in diesem Bereich, insgesamt also 68 %. Wenn vom »Fehler einer Methode« gesprochen wird, ist meist die Standardabweichung gemeint. Rechnet man sie in Prozent des Mittelwertes um, so erhält man den Variationskoeffizienten (VK).

Nach Einarbeitung in eine Methode und Vorliegen von mindestens 20 an verschiedenen Tagen gewonnenen Ergebnissen sollte folgende Genauigkeit (VK) erreicht werden:

☐ Substratbestimmungen   5 %
☐ Enzymaktivitätsbestimmungen 10 %
☐ Zählkammermethoden   10 %
☐ Streifentests (halbquantitativ) 15–30 %

Es ist zu beachten, daß Mehrfachbestimmungen derselben Probe am gleichen Tage wesentlich genauer ausfallen als Einzeluntersuchungen an verschiedenen Tagen. Sie ergeben deshalb keinen zutreffenden Eindruck von der Genauigkeit einer Methode.

Da nur 68 % der Ergebnisse einer Methode innerhalb der Standardabweichung liegen, wird jeweils etwa $1/6$ der Meßwerte höher oder niedriger ausfallen. Der Verdacht einer falschen Messung ist deshalb erst dann gegeben, wenn die doppelte Standardabweichung ($\pm$ 2 s) überschritten wird. Innerhalb dieses Bereichs liegen bei zufallsbedingter Verteilung 95 % aller Ergebnisse und ein Über- oder Unterschreiten ist durchschnittlich erst bei jedem 40. Wert zu erwarten. Man legt daher auf der Kontrollkarte die obere und untere Warngrenze im Abstand der doppelten Standardabweichung ($\pm$ 2 s) vom Mittelwert ($\bar{x}$) fest, die provisorisch aus 10, besser aber 20

Abb. 9.1 Beispiel für die Kontrolle einer Labormethode durch regelmäßige Untersuchung von Testpräparaten. Besonders bei nur gelegentlich vorkommenden Untersuchungen werden Abweichungen bei graphischer Aufzeichnung leichter erkannt. Das gilt sowohl für »Trend« als auch für »Ausreißer«

Kontrolle der Richtigkeit und Genauigkeit von Meßwerten

Kontrollkarte Proteinbestimmung (Methode: Biuret)

Vorlauf: 18. 8. - 14. 12. 77

nach Originaldaten
der Klinik für kleine Klauentiere, Hannover

$N = 23$ Bestimmungen $\bar{x} = 62{,}8$ g / l, $s = \pm\, 0{,}9$ g / l, VK = 1,5 %

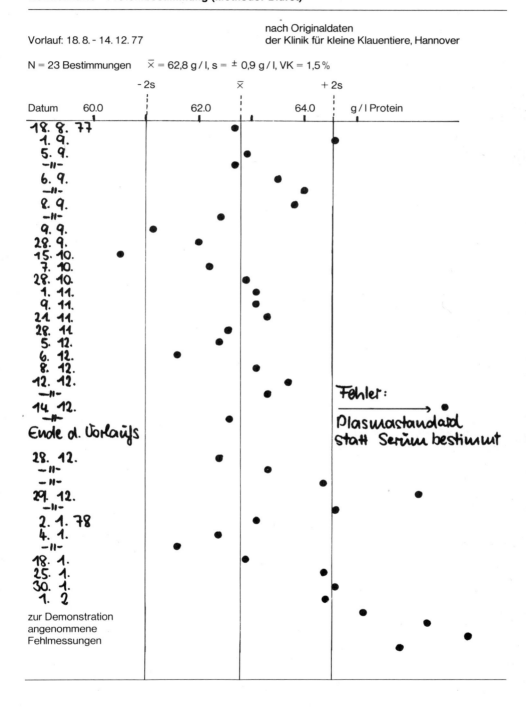

oder mehr Einzelwerten mittels Taschenrechner ermittelt wird (Formeln s. Betriebsanleitung oder Lehrbücher der Biometrie z. B. [18]).

Obwohl die Kontrolle der Richtigkeit und Genauigkeit von Labormessungen auch rein rechnerisch möglich wäre, sofern nur regelmäßig Kontrollstandards mituntersucht werden, ist das Führen einer Kontrollkarte anschaulicher und zuverlässiger. Auf ihr zeigen sich nämlich nicht nur Überschreitungen der ± 2 s-Grenzen, sondern auch allmähliche Verschiebungen der Werte ohne Grenzüberschreitung, die durch Verderb von Reagenzien oder auch des Kontrollstandards, Geräteverschleiß oder jahreszeitliche Raumtemperaturschwankung eintreten können (Beispiel rechts in Abb. 9.1).

Bei der Suche nach den Ursachen eines Meßfehlers muß mit dem Nachlesen der Arbeitsvorschrift für die Methode und der Betriebsanleitung für alle verwendeten Geräte begonnen werden (s. auch 1.4 und 1.5). Dabei schrittweise alle Arbeitsvorgänge nachvollziehen.

Erst wenn hierbei kein Fehler gefunden wird, kann versucht werden, einzelne Reagenzien (Verfallsdatum, Lagerungsbedingungen) oder Geräte (Kundendienst telefonisch fragen) zu überprüfen. Soll die Fehlerquelle durch Versuch ermittelt werden (zeitraubend!), dann darf jeweils nur ein Faktor (Reagenz oder Gerät) ausgewechselt werden. Es werden einmal mit und einmal ohne den fraglichen Faktor mindestens zwei gleichartige Messungen durchgeführt und die Ergebnisse auf Richtigkeit und Genauigkeit überprüft.

9.3 Normalwerte

9.3.1 Ursachen der physiologischen Variabilität

Um zu entscheiden, ob ein Laborbefund als pathologisch anzusehen ist oder noch innerhalb der biologischen Variationsbreite liegt, geht man von ähnlichen Überlegungen aus, wie bei der Kontrolle der Zuverlässigkeit von Meßwerten. Die Untersuchung wird zunächst an möglichst vielen gesunden Individuen durchgeführt, um Mittelwert und doppelte Standardabweichung unter physiologischen Bedingungen kennenzulernen. Außerhalb dieser Grenzen liegende Werte gelten als pathologisch.

Die praktische Anwendung dieses allgemein anerkannten Verfahrens bringt in der Veterinärmedizin, die zahlreiche Tierarten mit vergleichsweise geringem Laboraufwand betreut, erheblich größere Schwierigkeiten mit sich als in der Humanmedizin, doch sind die Probleme im Prinzip gleichartig, wenn man jede Spezies gesondert betrachtet.

Wir sahen bereits, daß die Untersuchung derselben Probe nie genau den gleichen Wert ergibt und daß derartige Abweichungen in der Regel an verschiedenen Tagen größer sein werden, als innerhalb einer Serie. Noch größer werden die Unterschiede, wenn von verschiedenen Untersuchern oder in zwei Labors mit unterschiedlicher Methodik dasselbe Material untersucht wird. Im Bereich der biologischen Variabilität sind bereits bei wiederholter Untersuchung desselben Patienten an verschiedenen Tagen und zu verschiedenen Tageszeiten erhebliche Unterschiede zu erwarten. Größere Abweichungen treten auf, wenn zahlreiche gleichartige gesunde Individuen untersucht werden, noch größere, wenn verschiedene Geschlechter, Altersstufen, Haltungsbedingungen und Rassen einbezogen werden.

Von großer praktischer Bedeutung sind auch die Umstände der Probenentnahme: mit oder ohne Zwangsmaßnahmen, in gewohnter Umgebung oder poliklinisch, vor oder nach Fütterung [2, 8, 13]. Dem einzelnen Untersucher wird es daher kaum möglich sein, alle benötigten Normalwerte selbst zu erarbeiten. Er sollte aber imstande sein, die in der Literatur mitgeteilten kritisch zu beurteilen.

9.3.2 Forderungen an eine repräsentative Stichprobe

Wenn man von Normalwerten allgemeine Gültigkeit für eine Tierart erwartet, müssen alle oben genannten Faktoren bei den untersuchten »Normaltieren« ausreichend vertreten sein. Die untersuchte Stichprobe muß repräsentativ für die Population sein.

Zeigt es sich, daß die Grenzen des Normalbereichs für eine Methode dabei so breit werden, daß pathologische Zustände kaum noch angezeigt werden, dann kann man versuchen, für bestimmte Gruppen der Tierart besondere Normalwerte festzulegen, so z.B. für hämatologische Werte von Kälbern gegenüber Rindern, Rennpferden gegenüber Warm- und Kaltblutrassen. Wenig sinnvoll wäre es dagegen, die Grenzen des Normalbereichs willkürlich enger an den Mittelwert (oder Zentralwert) zu legen, weil dadurch die Wahrscheinlichkeit einer Fehlbeurteilung der Befunde zunimmt.

Da nur physiologische Befunde zur Festlegung der Normalwerte herangezogen werden sollten, muß das untersuchte Material von gesunden Tieren stammen. Zur Definition des Gesundheitszustandes dienen:

1. klinische Untersuchung und Vorbericht
2. Individuelle Leistungsdaten (bei Nutztieren)
3. ggf. postmortaler Befund
4. Ergebnisse anderer Labormethoden (auch serologische, virologische, bakteriologische).

Die Heranziehung von parallel erhobenen Laborbefunden ist oft unerläßlich, um latent erkrankte Individuen zu erkennen. So kann ein koprologisch festgestellter Endoparasitenbefall das Blutbild beeinflussen und pathologische Sedimentbefunde im Harn lassen Zweifel an der physiologischen Nierenfunktion und damit dem Plasmaharnstoffspiegel aufkommen.

Bedenklich ist dagegen das gelegentlich empfohlene Eliminieren von Individuen aus der Stichprobe, die Abweichungen in eng von einander abhängigen Meßwerten zeigen. Werden z.B. Blutstatus und Serumeiweißfraktionen gleichzeitig bestimmt, so kann man nicht zuerst alle Tiere mit niedrigem Hämatokrit als anämieverdächtig bei der Ermittlung des weißen Blutbildes und der Serumfraktionen ausscheiden und anschließend bei der Ermittlung von Normalwerten des roten Blutbildes diejenigen mit hoher γ-Globulinfraktion als infektionsverdächtig unberücksichtigt lassen. Dieses Vorgehen würde indirekt zu einer schrittweisen Einengung der Normalwerte führen.

Ganz willkürlich wäre das Weglassen von Extremwerten der untersuchten Meßgröße, sofern es sich nicht nachweislich um grobe Meßfehler handelt (»Ausreißer«).

Wenn unabhängige Kriterien der »Gesundheit« fehlen, kann es unmöglich sein, einen Normalwert zweifelsfrei zu ermitteln. Dies trifft z. B. für das rote Blutbild beim Saugferkel zu, bei dem die Abgrenzung zur Anämie willkürlich getroffen werden muß.

9.3.3 Symmetrische und schiefe Verteilung der Meßwerte

Während die auf Meßungenauigkeiten beruhenden Abweichungen meist symmetrisch um den Mittelwert verteilt liegen (vgl. 9.2), trifft dies für die normalen klinischen Laborbefunde oft nicht zu.

Physiologisch erklärbar ist diese Erscheinung, wenn starke Konzentrationsveränderungen nur in Richtung einer Erhöhung möglich sind, während der Mittelwert nahe an Null liegt, so z. B. bei der Aktivitätsbestimmung der Kreatin-Kinase (CK) im Blutplasma (Abb. 9.2).

Es kann sich aber auch um die Auswirkung von pathologischen Vorgängen handeln, die bei der Auswahl der Normaltiere unbemerkt blieben. Erhöhte Leukozytenzahlen sind z. B. auch bei anscheinend gesunden Hunden häufiger, als nach einer Zufallsverteilung zu erwarten wäre (Abb. 9.3) und könnten durch das Vorhandensein chronischer Infektionen am ehesten erklärt werden.

Wenn die Verteilung der Normalwerte einer klinischen Meßgröße schief ist und dies nicht beachtet wird, weil die Grenzen des Normalbereichs durch Errechnen von

CK-Aktivität im Plasma von Landrasse-Schweinen

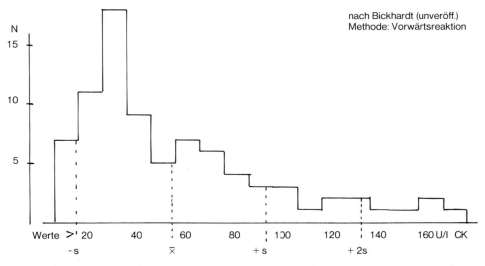

Abb. 9.2 Beispiel für unsymmetrische Verteilung von Normalwerten um den arithmetischen Mittelwert bei starker Variabilität der Meßgröße (CK beim Schwein) und niedrigem Mittelwert. Bei Verwendung des Logarithmus der CK-Werte erhielte man eine Normalverteilung

Leukozytenzahlen gesunder Hunde

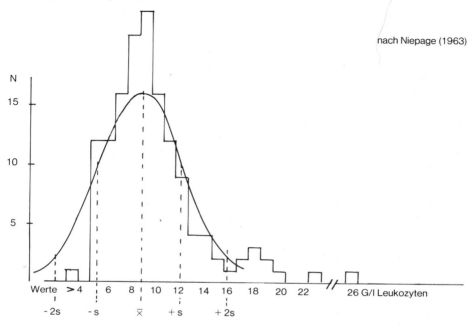

Abb. 9.3 Leukozytenzahlen beim Hund als Beispiel für eine asymmetrische Verteilung von Normalwerten, die durch Erfassung von klinisch gesund erscheinenden Tieren, die an chronischen Infektionen leiden, erklärbar wäre

arithmetischem Mittelwert und doppelter Standardabweichung festgelegt wurden, so hat dies zur Folge, daß physiologische Befunde häufiger für pathologisch angesehen werden, als erwartet. Irrtümer treten häufiger als in jedem 40. Fall ein.

9.3.4 Kriterien für Normalwertangaben in der Literatur

Eigene Laborbefunde sind nur dann mit Normalwerten der Literatur zuverlässig vergleichbar, wenn diese mit derselben Methodik an einer repräsentativen Stichprobe gesunder Tiere gewonnen und statistisch richtig ausgewertet wurden.
Biologisch wichtig sind dabei:

☐ Signalelement
☐ Gesundheitskriterien
☐ Probengewinnung
☐ Untersuchungsmethode

als biometrische Gesichtspunkte kommen hinzu:

☐ zufällige Auswahl
☐ ausreichende Anzahl
☐ Definition des Normalbereichs.

Viele Angaben in der Literatur erfüllen diese Anforderungen nur unvollkommen. Zwei typische Abweichungen von den in der Veterinärmedizin praktisch nur selten erreichbaren Idealbedingungen sind:

1. Erfahrungswerte, die sich aus langjähriger klinischer Erfahrung ergeben haben, aber weder auf eine definierte Stichprobe bezogen noch nach einem anerkannten biometrischen Verfahren berechnet worden sind. Diese haben die Tendenz, den Normalbereich enger zu fassen, als es nach objektiven Kriterien angebracht wäre. Die Folge ist, daß bei zahlreichen Patienten der Verdacht eines pathologischen Zustandes entsteht, der sich nicht bestätigen läßt.

    Hinzu kommt, daß die Annahme einer symmetrischen Verteilung der Einzelwerte um den arithmetischen Mittelwert bei klinischen Laborbefunden oft nicht zutrifft. Bei einer sonst richtig gewählten Stichprobe für den Normalbereich werden auch dann zu viele Patienten irrtümlich als krankheitsverdächtig beurteilt.

2. Ermittlung von arithmetischem Mittelwert und doppelter Standardabweichung aus einer Stichprobe klinisch gesund erscheinender Tiere ohne nähere Überprüfung des Gesundheitszustandes. Hierdurch wird der Normalbereich oft sehr breit. Durch unerkannte chronische Krankheiten oder extreme Bedingungen bei der Probengewinnung (Schlachtung) kann außerdem der Mittelwert in Richtung pathologischer Befunde verschoben sein. Geringgradig pathologische Veränderungen werden dann übersehen.

9.3.5 Übersicht von Normalwerten

Trotz jahrzehntelanger Bemühungen zur Erarbeitung von Normalwerten sind in den tierärztlichen Kliniken deutschsprachiger Hochschulen bisher noch abweichende Normalbereiche im Gebrauch. Eine vorläufige Bestandsaufnahme und teilweise Vereinheitlichung erbrachte ein Symposium der Deutschen Veterinärmedizinischen Gesellschaft am 12. und 13. Februar 1976 in Gießen [5]. Die folgenden Tabellen geben das Ergebnis dieser Tagung wieder, wobei soweit erforderlich eine Umrechnung in SI-Einheiten erfolgte.

Um die Übersichtlichkeit zu erhöhen, wurden als »enger« Normalbereich diejenigen Meßwerte angesehen, welche übereinstimmend von allen Teilnehmern des Symposiums als physiologisch angesehen werden, während als »weiter« Normalbereich solche Grenzwerte zitiert werden, die nur von einem Teil der Beiträge zum Normalbereich gerechnet werden. Bei vollständiger Übereinstimmung gibt es nur einen »engen«, bei fehlender nur einen »weiten« Normalbereich.

Tab. 9.5 Klinisch-chemische Normalwerte des Hundes

Meßgröße (Methode)	Normalbereich »eng«	»weit«	SI-Einheit (alte Einheit)
alkalische Phosphatase (Boehringer)	7–16[4]	6–24[4]	U/l (= mU/ml)
Bilirubin, gesamt (Sulfanilsäure)	3,4–3,8 (0,2–0,22)	0,3–10,0 (0,02–0,61)	µmol/l (mg/100 ml)
CK (Boehringer) (Boehringer, akt.)	8–30	8–40 bis 50	U/l (= mU/ml)
Glukose (o-Toluidin oder GOD)	4,0–4,5 (72–81)	3,0–5,5 (55–100)	mmol/l (mg/100 ml)
GLDH[1] (Boehringer, opt.)		< 1,0–5,6	
GOT (Boehringer)	6–13	4–20	U/l (= mU/ml)
GPT (Boehringer)	9–14	2,2–20	U/l (= mU/ml)
Harnstoff (Urease)	4,1–5,8 (25–35)	2,5–8,3 (15–50)	mmol/l (mg/100 ml)
Kalzium (Emission)	2,5–2,8 (10–11,2)	2,0–3,0 (8–12)	mmol/l (mg/100 ml)
Kreatinin (Pikrinsäure, Folin Wu)	70–106[2] (0,8–1,2)	35–160[2] (0,4–1,8)	µmol/l (mg/100 ml)
Magnesium (keine Angabe)	0,6–1,3 (1,5–3,0)		mmol/l (mg/100 ml)
Phosphor, anorg. (Molybdat)	0,8–1,0[3] (2,5–3,2)	0,7–1,8[3] (2,1–5,6)	mmol/l (mg/100 ml)
Protein, gesamt (Biuret)	63–66 (6,3–6,6)	57–75 (5,7–7,5)	g/l (g/100 ml)

[1] Klinik für kleine Haustiere, Hannover, sowie nach Dürr und Kraft (1975)
[2] unter 1 Jahr Werte im unteren Normalbereich
[3] unter 1 Jahr Werte im oberen Normalbereich
[4] unter 1 Jahr Werte oberhalb des Normalbereichs

Die Beurteilung von Laborergebnissen

Tab. 9.6 Klinisch-chemische Normalwerte des Kalbes

Meßgröße (Methode)	Normalbereich »eng«	Normalbereich »weit«	SI-Einheit (alte Einheit)
alkalische Phosphatase (Boehringer)	30–70		U/l (= mU/ml)
Bilirubin, gesamt (Diphyllin)	0,3–8,6 (0,02–0,5)		µmol/l (mg/100 ml)
CK (Boehringer, akt.)	7–30		U/l (= mU/ml)
Glukose (Vollblut, O-Toluidin)	4,8–6,2 (88–112)		mmol/l (mg/100 ml)
GOT (Boehringer)	10–30		U/l (= mU/ml)
GPT	keine Angaben		
gamma-GT[1] (Boehringer)	5–16		
Harnstoff (Urease)	2,5–6,6 (15–40)		mmol/l (mg/100 ml)
Kalzium (Atomabsorption)	2,0–2,8 (8,0–11,0)		mmol/l (mg/100 ml)
Kreatinin (Pikrinsäure)	70–106 (0 8–1,2)		µmol/l (mg/100 ml)
Magnesium (Atomabsorption)	0,5–1,1 (1,2–2,7)		mmol/l (mg/100 ml)
Phosphor, anorg. (Molybdat)	1,2–3,3 (3,9–10,0)		mmol/l (mg/100 ml)
Protein (Biuret)	39–67 (3,9–6,7)		g/l (g/100 ml)

[1] Klinik für Rinderkrankheiten, Hannover (Findeisen, 1972)

Tab. 9.7 Klinisch-chemische Normalwerte der Katze

Meßgröße (Methode)	Normalbereich »eng«	»weit«	SI-Einheit (alte Einheit)
alkalische Phosphatase	keine Angaben		
Bilirubin gesamt (Sulfanilsäure)	bis 6,8 (bis 0,4)		µmol/l (mg/100 ml)
CK (Boehringer, akt.)	bis 80		U/l (= mU/ml)
Glukose (Vollblut, GOD)	3,0–5,5 (55–100)		mmol/l (mg/100 ml)
GLDH[1] (Boehringer, opt.)	bis 1,0		U/l (= mU/ml)
GOT (Boehringer, opt.)	bis 22		U/l (= mU/ml)
GPT (Boehringer, opt.)	bis 23		U/l (= mU/ml)
Harnstoff (Urease) (Urastrat)	(43–69)	6,6–12,5 (40–75)	mmol/l (mg/100 ml)
Kalzium (Emission)	2,2–3,0 (9,0–12)	2,0–3,0	mmol/l (mg/100 ml)
Kreatinin (Pikrinsäure)	97–141 (1,1–1,6)	53–141 (0,6–1,6)	µmol/l (mg/100 ml)
Magnesium	keine Angaben		
Phosphor, anorg. (Molybdat)	altersabhängig	0,7–2,6 (2,1–7,3)	mmol/l (mg/100 ml)
Protein, gesamt (Biuret)	62–72 (6,2–7,2)	56–78 (5,6–7,8)	g/l (mg/100 ml)

[1]) nach Dürr und Kraft (1975)

Die Beurteilung von Laborergebnissen

Tab. 9.8 Klinisch-chemische Normalwerte Warmblutpferd, erwachsen

Meßgröße (Methode)	Normalbereich »eng«	»weit«	SI-Einheit (alte Einheit)
alkalische Phosphatase (Boehringer) (Boehringer, opt.)	20–40 93–220		U/l (= mU/ml)
Bilirubin gesamt (Sulfanilsäure oder Diphyllin)	17–36 (1,0–2,1)	8–53 (0,5–3,1)	µmol/l (mg/100 ml)
CK (Boehringer, akt.)	20–44	7–63	U/l (= mU/ml)
Glukose (Vollblut, GOD)	3,0–3,6 (55–65)	2,7–5,2 (50–95)	mmol/l (mg/100 ml)
GOT (Boehringer) (Boehringer, opt.)	80–120 82–262	30–150	U/l (= mU/ml)
GPT (Boehringer) (Boehringer, opt.)	3–8 10–23	2–10	U/l (= mU/ml)
gamma-GT[1] (keine Angaben)	bis 15		U/l (= mU/ml)
Harnstoff (Urease)	3,6–4,5 (22–27)	3,3–6,6 (20–40)	mmol/l (mg/100 ml)
Kalzium (Atomabsorption oder -emission)	2,5–3,0 (10–12)	2,0–3,8 (8–13)	mmol/l (mg/100 ml)
Kreatinin (Pikrinsäure)	53–115 (0,6–1,3)		µmol/l (mg/100 ml)
Magnesium (Atomabsorption oder Titangelb)	keine Übereinstimmung	0,5–1,0 (1,3–2,5)	mmol/l (mg/100 ml)
Phosphor, anorg. (Molybdat)	1,1–1,3 (3,5–4,0)	0,5–1,9 (1,5–6,0)	mmol/l (mg/100 ml)
Protein, gesamt (Biuret)	65–70 (6,5–7,0)	51–76 (5,1–7,6)	g/l (g/100 ml)
SDH[1] (keine Angaben)	0–1,3		U/l (= mU/ml)

[1] nach Dürr und Kraft (1975)

Tab. 9.9 Klinisch-chemische Normalwerte Rind, erwachsen

Meßgröße (Methode)	Normalbereich		SI-Einheit (alte Einheit)
	»eng«	»weit«	
alkalische Phosphatase (Boehringer) (Boehringer, opt.)	10–30 0–200		U/l (= mU/ml)
Bilirubin, gesamt (Diphyllin)	0,8–8,6 (0,05–0,5)		µmol/l (mg/100 ml)
CK (Boehringer, akt.)	15–40		U/l (= mU/ml)
Glukose (Vollblut, O-Toluidin) (Vollblut, GOD)	2,5–3,3 (45–60)	(21–65)	mmol/l (mg/100 ml)
GOT (Boehringer) (Boehringer, opt.)	10–50 40–80		U/l (= mU/ml)
GPT (Boehringer, opt.)	5–50		U/l (= mU/ml)
gamma GT[1] (Boehringer)	10–22		U/l (= mU/ml)
Harnstoff (Urease)	1,6–7,5 (10–45)		mmol/l (mg/100 ml)
Kalzium (Atomabsorption)	2,0–2,9 (8,0–11,5)	2,0–3,0	mmol/l (mg/100 ml)
Kreatinin (Pikrinsäure)	88–130 (1,0–1,5)		µmol/l (mg/100 ml)
Magnesium (Atomabsorption)	0,65–1,0	0,6–1,2 (1,5–3,0)	mmol/l (mg/100 ml)
Phosphor, anorg. (Molybdat)	1,2–2,0 (3,9–6,2)	(3,0–8,0)	mmol/l (mg/100 ml)
Protein, gesamt (Biuret)	60–80 (6,0–8,0)		g/l (g/100 ml)

[1] Klinik für Rinderkrankheiten, Hannover (Findeisen, 1972)

138 Die Beurteilung von Laborergebnissen

Tab. 9.10 Klinisch-chemische Normalwerte des Schweines[1])

Meßgröße (Methode)	Normalbereich (Mittelwert ± 2 Standardabweichung)	SI-Einheit (alte Einheit)
alkalische Phosphatase (p-Nitrophenyl-P)	23–50	U/l (= mU/ml)
Bilirubin, gesamt (Sulfanilsäure)	0,1–4,1 (0–0,24)	µmol/ml (mg/100 ml)
CK (UV, Kreatininph.)	100–1250 Landrasse 0–500 Edelschwein	U/l (= mU/ml)
Glukose (Plasma, Hexokinase)	4,0–6,4 (72–115)	mmol/l (mg/100 ml)
GOT (UV-Test)	6,2–21,4	U/l (= mU/ml)
gamma GT	keine Angaben	
Harnstoff (Urease)	2,9–8,1 (17,4–48,6)	mmol/l (mg/100 ml)
Kalzium (EDTA-Titration)	2,4–3,0 (9,6–12,0)	mmol/l (mg/100 ml)
Kreatinin	keine Angaben	
Laktat (Plasma, LDH)	0–11,0 (0–100)	mmol/l (mg/100 ml)
Phosphor, anorg. (Molybdat)	2,1–3,3 (6,5–10,2)	mmol/l (mg/100 ml)
Protein, gesamt (Biuret)	55–85 (5,5–8,5)	g/l (g/100 ml)

[1]) Werte von 82 Landrasse- und 62 Edelschweinen, Gewicht 50–100 kg

9.4 Die Zuverlässigkeit labordiagnostischer Befunde

Sowohl qualitative Tests, welche lediglich einen positiven und negativen Ausfall unterscheiden, als auch quantitative Meßwerte, die innerhalb oder außerhalb des Normalbereichs liegen, stimmen nicht immer mit dem tatsächlichen Zustand des Patienten überein, sondern tun dies nur in einem bestimmten Prozentsatz. Je höher der Prozentsatz der Übereinstimmungen, desto zuverlässiger ist das Untersuchungsverfahren.

Bei näherer Betrachtung liegen vier Entscheidungsmöglichkeiten vor:

Tab. 9.11 Wahrheitstabelle der diagnostischen Entscheidung

	Krankheit (Zustand) vorhanden	
	ja	nein
Befund positiv	richtig positiv	falsch positiv
Befund negativ	falsch negativ	richtig negativ

Da falschpositive Ergebnisse bereits aufgrund der Festlegung des Normalbereichs bei 2,5 % der Gesunden in Kauf genommen werden müssen und kein Diagnoseverfahren alle Kranken ermittelt, sind falschpositive und falschnegative Ergebnisse grundsätzlich unvermeidbar.

Werden nur Patienten untersucht, von denen von vornherein feststeht, daß sie krank oder gesund sind, um die Prozentsätze richtiger oder falscher Laborbefunde zu ermitteln, so ergibt sich oft ein recht günstiger Eindruck von der Zuverlässigkeit eines Laborbefundes (z. B. ermittelt man 80 % richtig positive und 97 % richtig negative unter je 100 Untersuchten).

Die Zuverlässigkeit der diagnostischen Aussage verschlechtert sich, wenn in der Praxis nur jeder 20. Patient an der gesuchten Störung leidet. Dann würde man unter 1000 Untersuchten 40 richtig positive (80 % von 50) und 32 falsch positive (3 % von 950) finden. Wäre dagegen jeder 2. Patient tatsächlich krank, dann ergäben sich 400 richtig positive Befunde (80 % von 500) gegenüber 15 falsch positiven (3 % von 500).

Es ist daher falsch, an allen Patienten einer Praxis schematisch Laboruntersuchungen durchzuführen. Durch Beschränkung auf Verdachtsfälle, die aufgrund des Vorberichts und der Allgemeinuntersuchung ausgewählt werden, spart man nicht nur unnötige Arbeit sondern erhöht auch die Beweiskraft der Laborbefunde.

Werden mehrere Labormethoden gleichzeitig eingesetzt, um dem Verdacht eines bestimmten Krankheitszustandes nachzugehen, so erhöht sich die Zuverlässigkeit bei Übereinstimmung der Ergebnisse. Laborbefunde sind, wie andere Befunde auch, im zutreffenden Fall Symptome: ihr Zusammenfallen ermöglicht die Diagnose, macht eine bestimmte Diagnose wahrscheinlicher als andere.

Auch der Grad der Abweichung kann ähnlich wie die Deutlichkeit eines Symptoms verwertet werden. An der Grenze des Normalbereichs liegende Werte sind vorsichtig zu bewerten. Erheblich sicherer sind solche, die $1/4$ bis $1/2$ der Normalbereichsbreite außerhalb liegen (entsprechend 3 oder 4 Standardabweichungen vom Mittelwert).

Da der Anteil falschpositiver Ergebnisse bei den einzelnen Methoden gleich groß bleibt, sind insgesamt um so mehr falschpositive Ergebnisse zu erwarten, wie Tests eingesetzt werden. Einzelne pathologische Befunde, die nicht ins klinische Bild und zu anderen Laborbefunden passen, berechtigen daher nicht zur Diagnose. Sie sollten aber zum Überprüfen der Befunde veranlassen.

Werden mehrere Suchtests für verschiedene Krankheitszustände schematisch an allen Patienten durchgeführt, dann ist zu erwarten, daß falschpositive Befunde vorherrschen und eine genauere Untersuchung der Verdachtsfälle nicht lohnt.

Da selbst die einfachsten Labormethoden mehr Arbeit verursachen, als die Anamneseerhebung und klinische Allgemeinuntersuchung, sind sie nicht geeignet, diese zu ersetzen, sondern bilden eine Ergänzung als Teil der speziellen Untersuchung, die um so bessere Ergebnisse erwarten läßt, je gezielter sie eingesetzt wird.

9.5 Literatur

1. Altman, P. L. u. D. S. Dittmer, 1961: Blood and other body fluids. Washington: Federation of American Societies for Experimental Biology.
2. Bickhardt, K. u. A. Wirtz, 1978: Der Einfluß von Anbindestreß und Fütterung auf Blutmeßwerte des Schweines. Dtsch. Tierärztl. Wschr. **85**, 457–462.
3. Boroviczény, K. G. v. u. K. Merten, 1972: Systematik der Qualitätskontrolle im Laboratorium. 10. Normalwerte, Normbereich, Gesundbereich, Idealbereich. Ärztl. Lab. **18**, 177–185.
4. Büttner, J., 1977: Die Beurteilung des diagnostischen Wertes klinisch-chemischer Untersuchungen. J. Clin. Chem. Clin. Biochem. **15**, 1–12.
5. Deutsche Veterinärmedizinische Gesellschaft, 1976: Arbeitswerte in der Laboratoriumsdiagnostik. Tierärztl. Praxis **4**, 83–102 (Beilage).
6. Gesetzliche Vorschriften und Richtlinien: Gesetz über das Meß- und Eichwesen (Eichgesetz) vom 1.7.1969 Bundesgesetzblatt 15.7.1969, Teil I, S.759. Verordnungen über Ausnahmen von der Eichpflicht (Eichpflicht-Ausnahmeverordnung) vom 26.6.1970. Bundesgesetzblatt vom 30.6.1970, Teil I, S.960. Richtlinien der Bundesärztekammer zur Durchführung von Maßnahmen der statistischen Qualitätskontrolle und die von Ringversuchen in der Heilkunde, 1971. Dtsch. Ärzteblatt **68**, 2228.
7. Glawischnig, E., G. Schlerka u. W. Baumgartner, 1977: Arbeitswerte in der Laboratoriumsdiagnostik beim Schwein. Wien. tierärztl. Mschr. **64**, 341–346.
8. Gohary, G. S. u. K. Bickhardt, 1979: Der Einfluß des Blutentnahmestresses auf Blutmeßwerte des Schafes. Dtsch. tierärztl. Wschr. **86**, 225–228.
9. Gundlach, G. u. A. Dillmann, 1977: Das neue SI-Einheitensystem. Hoppe-Seylers Zeitschr. Physiol. Chem. 358, X–XIV.
10. Lumsden, L. H. u. K. Mullen, 1978: On establishing reference values. Can. J. comp. Med. **42**, 293–301.
11. Mitruka, B. M. u. H. M. Rawnsley, 1977: Clinical biochemical and hematological reference values in normal experimental animals. New York–Paris–Barcelona–Milan: Masson Publishing.
12. Niepage, H., 1963: Zur Frage der Norm hämatologischer Werte beim Hund. Berl. Münch. Tierärztl. Wschr. **76**, 185–188.
13. Niepage, H., 1978: Das Blutbild beim Hund unter kurzfristig wechselnden physiologischen Bedingungen. Zbl. Vet. Med. Reihe A, **25**, 520–540.
14. Niepage, H. u. H. v. Schaewen, 1969: Über normale Erythrozyten- und Leukozytenwerte beim Hund. Kleintier-Prax. **14**, 181–208.
15. Richterich, R., 1971: Klinische Chemie. 3. Aufl. Basel: S. Karger.
16. Rick, W., 1977: Klinische Chemie und Mikroskopie. 5. Aufl. Berlin–Heidelberg–New York: J. Springer.
17. Rowlands, G. J. u. R. M. Pocock, 1976: Statistical basis of the compton metabolic profile test. Vet. Rec. **98**, 333–338.
18. Sachs, L., 1974: Angewandte Statistik. 4. Aufl. Berlin–Heidelberg–New York: J. Springer.
19. Stamm, D., 1975: Meßgrößen und SI-Einheiten in der klinischen Chemie. Deutsche Gesellschaft für klinische Chemie, Mitteilungen H. 1, S. 3–44.

Stichwortverzeichnis

Besonders wichtige Fundstellen bei mehr als drei Seitenangaben sind durch Fettdruck hervorgehoben. Vorkommen auf mehreren, einander folgenden Seiten sind mit erster und letzter Seite angegeben. Synonyme werden weitgehend angezeigt.

Acetessigsäure 86, 87, 88, 90
Aceton 11, 21, 66, 86, 87, 88, 90
Acetonurie 88, 90
Acetyl-Coenzym-A 87, 88, 90
Acetylen 116
Acidose 89
Abmagerung 86
Adlerfarnvergiftung 40
Adrenalin 52, 56, 89, 91
Adrenocorticotropes Hormon
  (= ACTH) 60, 65, 66
Äthylen-Diamin-Tetraazetat
  (= ÄDTA, = EDTA) **13**, 14, 28, 30, 116
Adiuretin 98, 99, 110
Agranulozytose 53, **60**, 62
Albumin 31, 35, 70, 74, 79, 103, 104, 109
  -globulin-Verhältnis 79, 110
  -rückresorption 103
Albustix 104
Allergie 53, 59
Ammoniakbildung (Harn) 106
Ammonium-Heparinat 14
Anämie 31, 33, 35, 38, **40**, 62
  aplastische- 33, 40, 41, **43**
  Blutungs- 33, **40**, 41
  Eisenmangel- 33, 39, 40, **43**
  haemolytische- 33, 40, **41**
  hyperchrome- 36
  hypochrome- 36, 40
  normochrome, normozytäre- 43
  -zustände 42
Anaphylaxie 59, 60
Anilin 91
Anisozytose **38**, 40, 43, 48
Anstrengung 33, 52, 102, 104, 120
Antibiogramm 106
Antigen 59
  -Antikörperreaktion 60
Antihistaminpräparat 74, 75
Antikoagulans **13**, 14, 21, 28, 31, 75, 116
Anulozyten 39, 42
Antikörper 50, 53
  -bildung 59
  zellständige- 58
Anurie 95, **97**, 109
Apathie 86
Aqua destillata 10, **13**, 14, 22, **28**, 46, 66
Aräometer 10, **14**, 98
Arbeitshaltung 11, 12
  -köpfe (Zentrifuge) 27

-platz 10–12
Arthritis 68, 113
Ascorbinsäure 23, **89**, 91
Ausrüstung
  Labor- 9, 10
  -Einrichtung 10–13
Ausreißer 126, 130
Automatisierung 9, 19
Azobilirubin 71
Azostix 108
Azotämie 108
Azurgranula 40, **50**, 51

Bakterien 41, 52, 103
  im Harn 97, 106
  -toxin 53, 58
Bakterienzählkammer 25
Bakteriurie 9, 96, 103, **106**
Belastungsmyopathie 120
Besamungspipette 14, 15
Bewegungsstörungen 113
Bilugen Test 74
Bilirubin 70–73
  -ämie 32, 34, 41
  -ausscheidung 72, 73
  -bestimmung 71
  -färbung 32, 68, 97
  Fehler durch - 34, 77, 104
  freies- 71, 72, 73, 77, 120
  Normalwerte 133–138
  -Reagenzien 11, 12, 17, 23
  -urie 41, 71, 73, 97
Biuret 17, **34**, 35, 67, 104
Blasengeschwulst 106
  -lähmung 108
  -punktion 106
  -stein 100, 106
  -ruptur 68, 108
Blasten 50, **51**, 52, 60, 61, 62
Bleivergiftung 41
Blutabbau 72, 77
Blutausstrich 17, 36, 38, 39, 43, 53, 55, 56, 58
  -Anfertigung 46, 47
  -Färbung 45, 46
Blutbild
  Differential- 11, 17, 38, **45-64**, 66
  rotes - 38
Blutbildung 33, 65
Blutdruck 34, 96, 108, 109
Blutentnahme 21, 75, 92
  -Röhrchen 10, 15, **21**, 74
Blutgerinnung 13, 14, 25, 65, 79
Blutkörperchensenkungs-

(= BKS, Blutsenkung, Senkung)
  -Geschwindigkeit 30, 31
  -Reaktion 10, 12, **30**, 31, 32, 71, 79, 96
  -Röhrchen 10, 12, **14**, **15**, 30, **31**
Blutnachweis
  Harn 11, 23, 97, **104-106**
  Liquor cerebrospinalis 11, 67
  Kot 11, 23
Blutparasiten 17, 39, 41
Blutplasma (= Plasma)
  -eiweiß **30-35**, 102, 103, 109
  -elektrolyte 30, 109
  -faktoren 35, 79
  -färbung **32**, 71, 104, 105, 120
  -gewinnung 14, 27
  -proteinbestimmung 30, **33**, **34**
  -gehalt 33, 34, 40, 99
  -fraktionen 35, 79
  -volumen 74, 77
Blutschatten 35, 100, 102, 105
Blutung 40, 41, 58, 68
  akute, chronische - 42
  gastrointestinale - 41
  renale - 103
  Sicker - 41
  urogenitale - 104, 105
Blutungsanämie 33, 40, **41**
Blutuntersuchungen
  chemische - 12, 70–92, 107–121
  hämatologische - 11, 30–69
  Schnelltests 23
Blutverlust 33, 34, 52, 108
  chronischer - 40, **41**, 43
Blutzellen 27, 30, 32, 45, 65, 74, 92, 101
Blutzucker (= Blutglucose)
  -bestimmung 91, 92
  -konzentration 34, 86, **89**, **91**, **92**, 99
  Normalwerte 89, 133–138
Brechungsindex 22, 34
Bromsulfophthalein (= BSP) 12, 70, **74-77**, 81, 97
  -Kinetik 75
  Normalwerte 74, 77
  -Rückresorption 76
Bromthalein 74

Calcium (= Ca) 12, 113, **114-118**, 119
  -ausscheidung 118
  -Bestimmung 13, **116**–118

Stichwortverzeichnis

-carbonat 101
-ionen 13
-Mangelernährung 114, 116, 117, 119
-Nachweis (Harn) 118
-Normalwerte 116, 119, 133–138
-oxalat 101
-resorption 116
Carter-Robbins-Test 99
Chloranilat 116
Cholesterin-Konzentration 34
Cholinesterase 12, 23, 78
Chylothorax 68
Citrat 13, **14**, 28, 116
-Zyklus 87, 88, 90
Clearance
  Inulin- 110
  Kreatinin- 107, 110
  PAH- 110
Clinistix 89
Clinitest 91
Coenzym 13, 82
Corticosteroid 52–54, 58–60, 65, 66, 89
Coulter-Counter 38, 45
Creatin-Kinase (= CK, = CPK) 12, 17, **80, 81**, 105, 113, **119**
  Normalwerte 133–138
Crush 96
Cumarinvergiftung 40
Cushing-Syndrom 54
Cyanhämiglobin 17, 35
Cystinurie 100
Cystitis 96, 100, 104, 105, 106

Dehydratation 33, 34, 97, 99, 108
Deutsche Veterinärmedizinische Gesellschaft (= DVG) 33, 51, 132
Dextrostix 92
Diabetes
  -mellitus 86, **89–93**, 96, 99
  -insipidus 96, **98, 99**
Diarrhoe 92, 96
Diazo-Reaktion 17
Dichte (= spezifisches Gewicht) 11, 22, 24, 25, 34, 91, 96–**98**, 100, 108, 109
Differentialblutbild 11, 17, 38, **45–64**, 66
Digitalanzeige 18
-uhr 25
Discopathie 96
Dosiergerät 20, **21**
Dreigläserprobe 106
Ductus thoracicus-Ruptur 68
Durchfall 92, 96
Dursten 33, 96

Eichstandard 22, 23
Eichung 24, 55

Einmalgebrauch 5, 9, 12
Entnahmeausrüstung (Harn) 106
Hämatokritkapillaren 15
Kapillar-Pipetten 20
Küvetten 10, 16
Pipettenansätze 10, 21
Reagenzgläser 10, 21
Röhrchen für Blutentnahme 21
Eintauchnährboden (Harn) 103, 106
Eisenmangel 40, 41, 42
-therapie 43
-mangelanämie 43
Eiterbildung, postrenale – 104
-herd 52, 58
Eiweiß
-abbau 106, 108, 109
-bestimmung **34**, 67, 68
-ernährung 107, 108
-fällung 27
-fraktionen **35**, 65, 79, 104
Fremd- 59
-gehalt (Harn) 103–105
-mangel 33, 43
Plasma- 33–35
–zersetzung 98
Elektrophorese 35, 104
Encephalitis 67, 91, 113
Endoparasiten 11
Endometritis 104
Endotoxin 53
Energiestoffwechsel **86–93**
Entzündung 45, 68, 80
  chronische – 35, 43, 54, 86
Harnorgane 102, 104, 105
Zentralnervensystem 67, 91, 113
Enzymaktivität 24, 70, 78, **80**, 82, 83, 84, 11, 113, 119
  Bestimmung 13, 18, **81–84**
  kinetische Messung 24, 25, 82
Enzym-diagnostik 78, 113, 119
-Farbtest 17, 81, 84
-Inaktivierung 92
intramitochondriales 84
intrazelluläres 70, 80
-reaktion 81, 82, 89, 91
Iso– 77, 78
zytoplasmatisches 84
Enzymtest
  kinetischer – 82, 83
  optimierter – 82, 84
UV– 16, 19, **81**
Eosin 60, 65
Eosino-
-penie 52, **53**, 57, 59
-phile (Granulozyten) 49, 59, 65, 66
-philie 48, **53**, 56, 57, 59
Epithel 68, 100, 101, 102
Deck- 100–102

-zellen (Harn) 97, **102, 103**, 104
-zylinder 102, **103**, 104
Erbrechen 96
Erregbarkeit, neuromuskuläre 113
Erregung 31, 33, 34, 52, 59, 89
Erythroblast 43, 62
-ose 62
Erythropoese 33, 40, 65
Erythropoetin 33, 43
Erythrozyten **30–**44
-abbau 71
-beurteilung (Ausstrich) 47, 48
-dichte 38
-durchmesser 38, 39
-formen (Häufigkeit) 42
-im Harn 96, 100–102, 105
-im Liquor cerebrospinalis 67
-Indices 35, 36
junge – 40
-morphologie 38–40
-Normalwerte 33, 40
polychromatische – 40, 41
-reifung 43
-volumen 33, 38
-vorstufen 43, 62
-zählung 26, 27, 30, **36**, 37, 38
-zahl 11, 30, 31, 36, 38, 39, 67
-zylinder 103
Essigsäure 54, 66, 68, 88, 100, 102, 104
Exsiccose 33, 34, 97, 99, 108
Exsudat 68
Extinktion (= E) 81–83
-differenz (= Δ E) 82, 83
-skala 18

Fällungsreaktion 35
Färbebank 10, 18
Färbung 25
  automatische – 46
  Erythrozyten- 38, 39
  hämatologische – 13, 18, **45**, 46
  Harn- 97, 105
  Plasma- 32, 71, 104, 105, 120
  Punktat- 68
  Reticulozyten- 40
  Schnell- 45
Farbtest 17, **81**, 84
Fehler 126–128
  (Dichtebestimmung) 98
  (Enzymaktivitätsbestimmung) 82–84
  (Erythrozytenzählung) 38
  (Leukozytenzählung, -schätzung) 55, 56
  (Proteinbestimmung) 34
Fehling'sche Lösung 89
Fett 87, 88, 90
-säure 86, 88
-stoffwechsel 87, 88, 90
-tröpfchen (Harn) 100
Fibrinfäden 68

Stichwortverzeichnis

Fibrinogen 33, 70, 79
-bestimmung 35
-gehalt 31
-gerinnsel (Harn) 103
-konzentration 35
Fibro-Osteoklasie 117
Fieber 97, 100, 102, 104, 108
Filter
 Farb- 18, 19
 Grau- 23
 Interferenz- 18, 19
Membran- -aufsatz 67
Flammenphotometrie
 Atomabsorptions- 116, 118
 Emissions- 116
Flüssigkeit, extrazelluläre 114, 115
Flüssigkeitsaufnahme 91, 96
-bilanz 30
-haushalt 65, 99, 109
-verlust 31, 33, 96
Fluorvergiftung 114
Folsäuremangel 40, 43
Fuchs-Rosenthal
 zählkammer 25
Funktionsprüfung 74, 92, 95, 99, 110
Funktionstest 9, 70, 74, 92
 Organ- 24, 25
Furazolidonvergiftung 53
Futterverweigerung 92

Gammaglobulin 35, 79, 129
-strahlen 58
Gamma Glutamyl Transpeptidase
 (= Gamma GT, = γ GT) 12, 17, 70, **79**, 82, 134, 136, 137
-Normalwerte 134, 136, 137
Galle 71, 74, 79
Gallenblasenabfluß 72, 77, 78
-blasenruptur 68
-farbstoffe 70–72
-stauung 72, 73, 77–79, 114
Gastroenteritis 53
 chronische – 40, 43
Gastrointestinaltrakt 59
Gasflamme 10, 15
Geburt 52, 118
Geldrollenform 31
-bildung 39
Gelfiltration 35
Genauigkeit 16, 19, 23, **125, 126**, 128
Genitalorgane,
 weibliche – 53, 59, 53,
Gentianaviolett 54
Gerinnung
 Blut- 13, 14, 25, 65, 79
 Synovia– 68
Gewebe 53, 56, 58, 59, 60, 74, 80
-schädigung 52
-verträglichkeit (Injektion) 120
-wanderung (Parasiten) 53

-zerfall 53, 58
-zerstörung 102, 108
Giemsa-Lösung 46
Glas 16, 21, 27
 Becher- 46
-geräte 22, 81
-Kapillaren (Hämatokrit) 15, 28, 32
-pipetten **20**, 21, 29
 Reagenz– 10
-röhrchen (BKS) 14, 15, 31
Globulin
-Albumin-Verhältnis 79, 110
 Gamma– 35, 79, 129
-gehalt 31
Glomerulonephritis 95, 109
Glomerulum 95
 (Durchlässigkeit) 104, 105
 (Filtrationsleistung) 96, 107–110
-Kapillaren 103, 105
-schäden 79, 105, 109
Gluconeogenese 89, 92, 93
Glucose 11, 12, 17, 23, 86–88, **89**–93
-Belastungstest 92, 93
-Bestimmung 91, 92
-gehalt (Harn) 89–92, 97–99
-Konzentration (Blut) 34, 86, **89**, **91**, **92**, 99
-nachweis (Harn) 89, 91
 Normalwerte 89, 133–138
-toleranztest 86
-6 – Phosphat 87, 88, 90
Glucosurie **89**–92, 97–99
Glucoseoxydase-Peroxydase
 (= GOD-POD) 17, **91**, **92**
 –UV-Test 17
Glucotest 89
Glucuronsäure 70–72
Glutamat-Dehydrogenase (= GLDH) 70, 78, **84**
 Normalwerte 133, 135
Glutamat-Oxalacetat-Transaminase
 (= GOT) 12, 17, 70, **80**, 81, 84, 105, 113, 119
 Normalwerte 133–138
Glutamat-Pyruvat-Transaminase
 (= GPT) 12, 17, 70, 78, **80**, **84**
 Normalwerte 133, 135–138
Glycogen 87, 88, 90
Gowers-Lösung 36
Granulozyten
 basophile – 48, **50**, 51, **59**, 60
 eosinophile – 25, 48, **49**, 51, 53, 56, 57, **59**
 eosinophile – (Zählung) 65, 66
-Kinetik 56, 58, 59
 marginale neutrophile – 52
 neutrophile – 48, **49**, 51–53, **56**–62, 67, 68
-Normalwerte 51

segmentkernige neutrophile –
 48–50, 60, 61
stabkernige neutrophile –
 48–50, 61
toxische Degeneration 49, 53
Granula
 Azur- 40, **50**, 51
 basophile – 59
 Epithelzell-103
 Granulozyten- 49, 50
Granulopoese 52, 53, 58

Hämatokrit 11, 27, **32**–34, 36, 38, 41, 43, 71, 92, 96, 99, 120
-bestimmung 32
-kapillare 15, 27, 28
 Mikro– 9, 15, 27, 32
 Normalwerte 33
-röhrchen 10, 15, 27, 56
-wert 30–32, 38, 40
Hämatopoese 33, 65
Hämaturie 105, 106
Hämoglobin 11, 12, 17, 36, 71, 73
-bestimmung 30, **35**, 38
-gehalt (Blut) 30, **35**, 38
-gehalt (Erythrozyt) 43
 im Harn 33, 34, 41, 73, 96–98, 103–**105**, 120
-mangel 39
 Normalwerte 33
-stoffwechsel 70
-synthese 43
 Trink- -urie 33, 34, 41
-urie 73, 103, 104, **105**, 120
-zylinder 103
Hämo-Glucotest 92
Hämokonzentration 33
Hämolyse
 (Anämieursache) 33, 40, 42
 (Fehlerquelle) 34, 36, 75, 77, 120
 im Harn 97, 105
 zur Leukozytenzählung 54
 (Neutrophilieursache) 52
 Plasmafarbe 32, 104, 105, 120
-resistenz 55
Hämophilie 41
Halbwertzeit
 Bromsulfophthalein 74–77
 Creatin-Kinase 119
 eosinophile Granulozyten 59
 Glucosebelastung 93
 Glutamat-Oxalacetat-Transaminase 119
 Leberzellenzyme 84
 Monozyten 59
 Neutrophile Granulozyten 56
 Phenolrot 111, 112
Harn
-absatz 96
-blase 96, 106

Stichwortverzeichnis

Calcium 113, **118**, 119
Dichte (= spez. Gew.) 22, **98**, 99
Eiweißgehalt 103–105
-farbe 97
-fluß 97, 102
Gallenfarbstoffe 71–73
Glucose 86–89
Magnesium 113, **118**, 119
-menge 95–**97**, 104
Myoglobin 104, 105, **120**
Nitratnachweis 106
Primär– 95, 96, 103
-röhre 91, 96
Schnelltests (Übersicht) 23
-sediment 11, 16, 17, 27, **99–103**, 105, 106, 108
-stauung 108, 109
-stein 96, 100, 102, 108
-transparenz 96
-Untersuchungen (Übersicht) 11
-zylinder 101, 102
Harnstoff 12, 96
-bestimmung 107, 108
-clearance 110
-gehalt (Punktat) 68
Normalwerte 108, 133–138
Plasma– 99, 107–109
-retention 108–109
-spaltung (Harn) 98
-stickstoff (= Harnstoff–N) 108
Haut 53, 59
-geschabsel 17
Hayemsche Lösung 36
Hefepilze 100
Heinz-Körper 39, 41
Heparin 13, **14**, 28
Hepatitis 77, 79
Hepatopathie 33, 34
Herz
-muskelschaden 80, 113, **119**
-insuffizienz 108
Hexokinase 91
Histaminspiegel 59
Hitzepräzipitation 35
Hunger 72, 89
Hydroxybuttersäure 86, 88, 90
Hyper
-ästhesie 113, 118
-calcämie 117, 118
-glykämie 89, 90, **92**
-hydratation 34
-parathyreoidismus 115, 117
-proteinämie 33, 34
Hypo
-calcämie 117–119
-chromasie 40, 41
-glykämie 88, 89, **92**
-magnesämie 118
-oxämie 120
-phosphatämie 117

-proteinämie 33, **34**, 41, 68, 109, 110
-sthenurie 98
Hypophyse
Überfunktion– 93
Unterfunktion– 43
Hypophysenhinterlappen 98, 99
-Hormon 99

Ictotest 71
Ikterus 70, 73
Immersionsöl 46, 47
Immun
-globulin G 35, 79, 129
-ität, humorale 35
Iso- -reaktion 41
-reaktion 34
Impedanzmessung (Hämatokrit) 32
Indigestion 118
Infektion 45, 56, 58, 95
chronische – 79
Harnweg- 106
ZNS- 113
Infektionsanfälligkeit 35
-Krankheiten 52–54
Injektionsspritze 14, 15, 32, 34, 75
Plastik- 21
Insulin 89, 92, 93
Isoimmunreaktion 41
Isoenzyme 77, 78
Isopropanol 86
Isosthenurie 99, 109

Jaffé-Reaktion 17
Jodpräzipitation 35
Jolly-Körper 39

Kalilauge 10, 21, 102
Kalium (= K) 13
Kapillare
-Hämatokrit 15, 32
-Pipette 20
Keimzahlbestimmung 106
Katheter-Harn 102, 103, 105, 106
Ketonkörper 23, **86**, 88, 99
-test 89
-urie 89, 92
-verbindungen 89
Ketose **86**, **88**, 89, 92
Kjeldahl-Methode 107
Knochenmark 50, 58, 59, 60, 62
Erschöpfung 41
Neutrophilenausschüttung 52
regenerative Reaktion 40
Knochenmarks-
-ausstrich 60, 65
-fibrose 43
-hypofunktion 42
-präparat 43
-reserven 52, 58, 59
-schäden, toxische 43, 60

Knochen
-abbau 114, 115
-matrix 113, 114
-mineralisation 114, 115
-mineralstoffwechsel 113, 115, 117
-tumor 78, 114, 117
Kobaltmangel 40
Kochsalzlösung 10
Kohlenhydratstoffwechsel 87–90
-zufuhr, orale 89, 91
Kohlvergiftung 41
Kolbenpipette 10, **20**, 28
Kollaps 96
Koma 118
Kontrollkarte 126, **127**, 128
-präparat 126
-serum 5, 10
-standard 127, 128
Konzentrationsfähigkeit (Niere) 98, 99
-test 99, 110
Kot 17, 23
-Untersuchung 9, 11, 12
Kreatinin 12, 17, 96
-Clearance 107
Harn- 97
Normalwerte 133–137
Plasma- 99, **107**, 108, 133–137
Kreislauf
-schaden 33, 77
-störung 102
Kreuztisch 17, **18**, 47
Kristalle
Harn- 97, **100**, 101
Kühlschrank 10, 12, **16**, 22, 24, 81, 84, 98
Küvetten 13, **16**, 17, 19
Einmalgebrauch- 10
-halter 18, 19, 24
Quarz- 16
-Reagenzien 16, **17**, 19, 29
Rechteck- 16, 18, 19
Rund- 16, 18
-Tests 10
Kupfer
-mangel 43
-vergiftung 41

Lactat, Normalwerte 138
Laktation 88, 89, 118
Leber **70–85**, 87, 88, 89
-durchblutung 77
-funktion 70, 79, 87
-krankheit 31, 33, 34, 77, 79
-schaden 35, 70, 72, 73, 77, 79, 80, 89, 93, 119
-zelle 87, 88, 90
-zellenzym 78, 80, 84
-zellnekrose 70, 77, 84
-zellschaden 72, 84
-zirrhose 40, 43, 77, 84

Stichwortverzeichnis 145

Leukämie
  Katze 43
  lymphatische – 53, 62
  myeloische – 61, 62
Leptospiren 103
Leukopur 54
Leukose 33, 34, 43, 45, 53, **60**, 61, **62**
  aleukämische – 43, 60, 62
  -diagnostik 46
  leukämische – **62**
  reifzellige, lymphatische – 59
  -schlüssel 62
Leukopoese
  -Störung 45, **60–64**, 65
Leukopenie 56, 57, 60, 62
  -zytose 53, 56, 58
Leukozyten 25, 32, 36, **45–64**, 65, 66, 68
  -Differenzierung 38, 39, 46-**48**, 67
  -formen, Zahlenverhältnisse 45, 48, **57**, 60, **61**
  Harn- 96–98, 101, **102**
  -Kurve, biologische 56, 57
  monozytoide- 48
  -Normalwerte 51
  -reaktion auf Hämolyse 41
  -Reizformen 48
  -schicht 32, 56
  toxische Degeneration 48
  Unterscheidungsmerkmale 49–51
  -verlust (Blutung) 58
  -zählung 26, 27, 45, 48, **54–56**, 62, **66**
  -zahl 11, 32, 39, 45, 55, **56**, 58, 62, 66, 67, 96
  -zylinder 103
Licht
  -durchlässigkeit 82
  Kunst- 12
  monochromatisches – **19**
  -Quelle **18**, 19
  ultraviolettes (= UV) – 16, **18**, 19, 82
  -Wellenlänge 82
  -Zerlegung **18**
Linksverschiebung 52, **58**, **61**, 62
  degenerative – 52, 53, 61
  regenerative – 52, 53, 61
Lipämie 32
  -Fehler 34, 77
  -urie 97, 100
Lipase 12, 23
Lipid (Katzenharn) 97
  -tropfen (Nierenepithel) 102
  -zylinder 103
Liquor cerebrospinalis 27, 65, **66**, **67**, 68, 113
  Normalwerte 67
  Untersuchung, Übersicht 11
  Zellen 25, 27, 67

Lithiumheparinat 14
Lugol'sche Lösung 102
Lunge 33, 53, 59
Lupe 10, 15, 32
Lymphadenose 62
Lymphoblast 62
  -penie **54**, 56, 58, 59
  -poese 53, 58
Lymphozyt 40, 46, 48, **50**, 51, **53**, **54**, 57, 58, 59, 62
Lymphozyten
  -Kinetik 58, 59
  monozytoide – 51
  nacktkernige 39, 51
  Normalwerte 51
  -Plasma 40
  -Reizform 50
  -zahl 53, 58, 59, 60, 62
Lymphozytose **53**, 56, 57, 59

Magen-Darm
  -Trakt 53
  -Parasiten 53
Magnesium 11, 23, 113, **118**, **119**
  -Ammonium-Phosphat 100, 101
  -ausscheidung 118
  -bestimmung 13, 118
  -ionen 13
  -Mangel 119
  -Nachweis (Harn) 118
  Normalwerte 119, 133, 134, 136, 137
Makroblast 50
Makrohaematurie 105
Makrophagen 59
Makrozyten 40
Malignität 51, 53, 62
Mangelernährung
  Calcium- 114, 117, 119
  Eisen– 40–42
  Eiweiß- 33, 34, 43
  Kobalt- 40
  Kohlenhydrat- 88
  Kupfer- 43
  Magnesium- 119
  Phosphor- 114, 117
  Selen- 120
  Vitamin- 36, 40, 114, 115, 117, 120
Mastitistest 98
Mastzellen 53, 59
May-Grünwald
  -Giemsa-Färbung 45, 46
  -Lösung 46
McMaster-Zählkammer 10, 25
Mehrfachbestimmung 126
Membran
  -filteraufsatz 67
  -permeabilität 70, 84
  -vulnerabilität 51
Meningitis 67, 91, 113
Merckognost-Harnstoff 108
  -Magnesium 118

Meß
  -genauigkeit 16, 19
  -größen 122–125
  -Kolben 10, 22
  -Lupe 15
  -pipette 10, **20**, 21
  -wertanzeige 18, 19
  -wertrechner 18, 19
Metamyelozyten 48, **49**, 50, 61
Methanol 71
  -fixierung 45
Methylenblau
  -derivate (Färbung) 45
  -probe 71, 73
  -vergiftung 41
Mikroskop 10, 11, 12, 13, **17**, **18**, 100
Mikro-Hämatokrit
  -Arbeitskopf 27
  -Kapillare 15, 27, 28
  -(Plasmagewinnung) 34
  -Verfahren 15, 27
  -Zentrifuge 9, 10, **15**
Mikrohaematurie 105
Mikrozyten **39**, 40, 42
  -tose 41
Milch 86
  -diät 43
  -produktion 88, 89, 118
Milzentspeicherung 33, 34
Mineralstoffwechselstörungen 109, 113–119
Mischpipette 21, 25
  Leukozyten- 10, 20, 54
  Erythrozyten- 37
Mittelwert
  arithmetischer – (= $\bar{x}$) 126, 129–131
Molkeernährung 96
Molybdän
  -gehalt (Futter) 43
  -säure (P-Bestimmung) 17, 116
Monozyt 46, 48, **50**, 51, **54**, 57, **59**
  Kinetik 59
  Normalwerte 51
  -openie 54, 59
  -ose **54**, 56, 57, 59
  Zahl 59
Mucin (Harn) 98, 102, 103
  (Synovia) 68
Mucopolysaccharidabbau (Synovia) 68
Mucoproteine (Harn) 102
Myeloblast 62
Myelose 62
Myoglobin 97, 98, **120**
  -Nachweis (Harn) 104, 113, **120**
  -urie 104, 105, 120
  -zylinder 103
Muskel
  -aktivität 52

-arbeit 56
-erkrankung 81, 113
-nekrose 120
-riss 113, 120
-schaden 80, **119, 120**
-stoffwechsel 86, 107
-zelle 86, 87, 88, 90, 119
Myelozyt 48, **49**, 50, 52, 58, 61
Myopathie 120
Myositis 53, 120

Nativpräparat 100
Natrium (= Na) 13
 -citrat 14
 -heparinat 14
 -nitrat 106
Natronlauge 74, 111
Nebenniere 93
Nebennierenrinde (= NNR)
 -Funktionsprüfung 65
 -hormon-Behandlung 89, 91
 -insuffizienz 66
 -überfunktion 53, 54
 -unterfunktion 43
Nekrose 80
 Leber- 77, 84
 Muskel- 113, 119, 120
Nephritis 33, 102, 106
 akute – 96, 97, 108, 109
 chronische – 96, 98, 109
 Glomerulo- 95
Nephrose
 (= nephrotisches Syndrom) 96, 102, 103, 110
 Amyloid- 105
Neubauer-Zählkammer 25
Neutropenie 52
 zyklische – 53
Neutrophilie 52, 53, 56–58
 leukämoide – 52
Nieren 95–111
 -durchblutung 108, 109, 110
 -entzündung 33, 95–97, 102, 106, 108, 109
 -epithel 101, 102
 -erkrankung 95, 102, 103, 108
 Filtrationsleistung 107
 -funktion 95, 105, 108, 109
 -insuffizienz 96, 99, 109
 -kanälchen (Ablagerungen) 102, 103
 Konzentrationsfähigkeit 98, 99
 -palpation 102, 105
 -schaden 86, 102, 104, 110
 -schwelle 86, 89, 103, 104, 118
 -versagen 109
Nitrat 106
Nitrit 11, 106
 -probe 23, 103
 -nachweis 106
Nitroprussidnatrium 86
Normalbereich 128, 129
 „weiter" – 33, 51, 132–137

„enger" – 132–137
Normalwerte 128–132
 -alkalische Phosphatase 78, 114, 133, 134, 136–138
 -Bilirubin 133–138
 -BSP 74, 77
 -Calcium 116, 119, 133–138
 CK 133–138
 -Erythrozytenzahl 33
 -Gamma GT 134, 136, 137
 -GLDH 133, 135
 -Glucose 89, 133–138
 -Glucosebelastungstest 93
 -GOT 133–138
 -GPT 133, 135–137
 -Hämatokrit 33
 -Hämoglobin 33
 -Harnstoff 108, 133–138
 -Kreatinin 133–137
 -Lactat 138
 -Leukozyten 51
 -Liquor cerebrospinalis 67
 -Magnesium 119, 133, 134, 136, 137
 -PSP 111
 -Phosphor, anorganischer – 113, 116, 133–138
 -Protein 34, 133–138
 -SDH 84, 136
Normoblast 39, 40, 42, 43, 48, 50, 51, 62
 Korrektur f. mitgezählte – 55
Normozyt 42, 50
Normozytose 38, 42
Nukleolen 51

Objektiv **17**, 18, 55, 102
 Ölimmersions- 46, 47
Objektträger 10, **17, 18**, 45, 67, 100, 103
 -pinzette 18
 farbbeschichtete – 46
Osmose 75, 100
Östrogen 43
Oligochromasie 39
Oligurie 95, **96, 97**, 109
Osteoblasten 77, 78, 115, 118
 -aktivität 79, 113, 114
Osteoklasten 115, 118
Osteodystrophia fibrosa 113, 114, 117
Osteomalacie 113, 114, 115
 -myelosklerose 60
 -oid 117
 -pathie, renale 116, 117
 -porose 113, 117
o-Toluidin 17, 91, 92
Oxalat 13, **14**, 28, 30, 31

Packungsdichte 27, 32
Panleukopenie 43, 54, 60
Panmyelophtise 60
Pappenheim

-färbung 39, 40, 45, **46**
Parasiten
 blutsaugende – 41
 -larven 53
 wandernde – 59
Parasitologie 17
Para-Amino-Hippursäure
 (= PAH) 110
Parathormon 114, 115, 118
Parathyreoidea 115
 -Tumor 114, 115, 117
Parese 113, 118, 119
Peritonitis 53, 59
 -nealflüssigkeit 65
pH (Harn) 11, 23, 96, 100, 102, 104
Phenolrot (= PSP,
 = Phenolsulfophthalein) 12, 97, **110–111**
 -Normalwerte- 111
Phosphatase
 -alkalische (= AP) 70, **77–79**, 82, 84, 113, **114**, 117, 118
 Bestimung 12, 17, 23, 78, 82, 114
 Isoenzyme 77, 78
 Normalwerte 78, 114, 133, 134, 136–138
Phosphor 113
 anorganischer – 17, 114, **116**, 117
 -Ausscheidung 114, 116
 -Bestimmung 116
 -Mangel 114, 117
 -Molybdat 17, 116
 Normalwerte 116, 133–138
Photometer 10, 13, **18, 19**
Photozelle 19
Pipette 10, **19, 20**, 29, 47
 -Bauformen 20
 Besamungs- 15, 31, 32
 Glas- 20, 22
 Misch- 10, 20, 37
 Plastik- 21
 Tropf- 46
Pitressin 99
Plastik
 -geräte 81
 -Injektionsspritze 21
 -Küvette 16, 29
 -Pipette 15, 21, 29
 -Pipettenansatz 10, 20
 -röhrchen 21, 29
Plasmazellen 31, 104
Pleuralflüssigkeit 65, 68
Poikilozytose 39
 -zyten 40, 42
Polycythämia vera 33, 62
Polyaethylen 21
Polychromasie **39**, 40, 43, 48
Polydipsie 96
Polymorphie 51
Polypropylen 21

Stichwortverzeichnis

Polystyrol 16, 21
Polyurie 72, 86, **96**, **97**, 98, 109
Präputialkatarrh 102
Präzision 16, 19, 21, 126
Price-Jones-Kurve 38
Proben
  -entnahme 21, 129
  -gefäße 12, 23
  -reste 12
  -röhrchen 21, 27
  -ständer 12
Proerythroblast 50
Propionsäure 88
Promyelozyt 50, 61
Prostata 106, 108
Protein 11, 12, 17, 23, 33, **34**, 41, 67, 79, 96
  -bestimmung 12, 17, 33, **34**, 67, 68
  -fraktionen 35, 65, 79, 104
  Harn- 96, 98, 102, **103**, **104**
  -Konzentration 22, 33, 34, 67
  -mangelernährung 33, 43
  -nachweis (Harn) 11, 17, **104**
  -nephrose 110
  Para- 104
  Plasma-, Normalwerte 34, 133–138
  -synthese 50
  -urie 67, 99, 102, **104**, 105, 109, 110
  -verlust, gastrointestinaler – 34
Prothrombin 41, 79
Punktat 22, 65, **68**
Pyometra 31, 102
Pyelonephritis 96, 98, 102, 103, 106
Pyrazolonpräparate 53

Quarz 13, 16
  -Küvette 16
Quecksilberdampflampe 18, 19

Rachitis 78, 113, 114, 115
Räudemilben-Nachweis 9, 27
Rapignost-Glucose 31, 91
Reagenzglas 16
  Einmalgebrauch- 10, 21
  -proben 22
Reagenzien 5, 9, 10, 16, **17**, 19, **21–23**, 29, 81
Refraktometer 10, 11, 12, **22**, 29, **34**, 98
Regenerationszeichen (Erythrozyten) 40, 41, 43
Reproduzierbarkeit 21, 23, **126**–127
Reststickstoff (= NPN) 107, 108
Retention
  harnpflichtiger Substanzen 107
  Harnstofftest (BSP) 74–76
Retikulozyten 31, **39**, **40**

Ribonukleinsäure (= RNS) 39, 40
Ribosomen 50
  -reste (Erythrozyten) 39
Richtigkeit 21, 23, **125**, 126, 128

Salidiuretica 93
Salzsäure 54
Sauerstoffmangel 33
  -transport 30, 35
Schilddrüse 43, 93
Schlangenbiß
  -vergiftung 41
Schleierbildung 31
Schlempeernährung 96
Schnelltest 5, 9, 10, 11, 12, **22**, **23**, 29
  -reagenzien (Übersicht) 11, 12, 23
Störungen 71, 72, 89, 91, 104
Schock 96, 98, 108, 120
Schrägsenkung 31
Schweinepest 60
Schwitzen 96
Sediment 11, 16, 17, 27, **99–103**
  -Befunde 98, 100–103, 108
  -gewinnung 27, 67
  -untersuchung 100, 105
Selenmangel 120
Sensibilisierung 45, 59
Sepsis 53
Serosazellen 68
Serum 16, 23, 127
  -Elektrophorese 35, 79
  -Labilitätsproben 79
  -Proteingehalt 33
  Standard- 16
Sorbit-Dehydrogenase (= SDH) 70, 78, **80**, 84
  Normalwerte 84, 136
Spektrum 16, **18**
Sperma
  -tozoen 25, 103
  -untersuchung 9, 17
spezifisches Gewicht 11, 22, 24, 25, 34, 91, 96–**98**, 100, 108, 109
Spülbecken 12, 18
Skelettläsionen 117
Standard
  -abweichung 126, 140
  Eich-
  -lösung 22, **23**
  -präparat 126
Stauung (Blut) 68
  Galle- 72, 73, 77–79, 114
  Harn- 108, 109
Stechapfelform 39, 100
Sternheimer-Malbin Färbung 100, 102
Stichprobe, repräsentative – 45, 129
Stress 45, 53, 54, 56, 58, 59, 89

Kälte-108
  -Lymphopenie 54
  -Neutrophilie 52
Suchtest 30, 95, 140
Sulfanilsäure 71
Sulfosalizylprobe 104
Sulkowitsch Test 118
Syndrom
  Cushing- 54
  nephrotisches – 34, 96, 105, 110
Synovia 65, **68**, 113
Système International (= SI)
  -Einheit 33, 122–125

Temperatur 24
  -abhängigkeit 24
  Eich- (Aräometer) 58, 98
  -fehler 84, 98
  Gefrier- 16
  Kühlschrank- 24
  Küvetten- 82
  Raum- 24, 84
  Reaktions- 23, 24
  Umgebungs- 24, 31
  Zimmer- 16, 21
Testharn 22
  -serum 10, **22**, 24
Testsimplet 40, **45**, 100
Tetanie 113, 118, 119
Tetanus 120
Thermometer 10, **24**, 84
Thermostat 10, 11, 12, 18, 19, **24**, 84
Thoma-Zählkammer 25, 26
Thorn Test 65, 66
Thrombin (Hemmung) 13
Thrombozyt 25, 36, **40**, 41, 48, 65
Thyreoidea 43, 93
Titration, komplexometrische 116, 118
Toxin 108
  Bakterien- 58
  Endo- 53
Trächtigkeit 31
Training 31, 33
Transaminase 70, 80
Transfusion 41, 65
Transsudat 68
Trauma 40, 58, 120
Trend 126
Trichostrongyliden 43
Trink
  -diurese 96, 99
  -hämoglobinurie 33, 34, 41
Tripelphosphat 100
Trübung
  (Harn) 97, 98
  (Plasma) 34
Tubulus
  Nieren- 102, 103, 110
  -epithel 102, 104

148 Stichwortverzeichnis

Türk
　Zählkammer 25, **26**, 36
　-sche Lösung 54
Tüpfelung
　basophile – 39, 41
Tumor 43, 52, 86
　-bildung 53
　-gewebe 41
　(Harnorgane) 102, 104, 106
　Knochen- 78, 114, 117
　Leber- 77
　Parathyreoidea 114, 117

Ugen Test 74
Uhr 24, 25
Ultrazentrifugation 35
Ultrazentrifuge 27
Umrechnungsfaktoren
　(SI – alte Einheiten) 125
Unopette 27, 54
Untersuchungen, durchführbare
　– 11, 12
Urämie 43, 54, 99, **109**
Urastrat 108
Urat 97, 100
Urease 17
Urin 95–106, 119
　Mittelstrahl- 106
　Morgen- 106
　-prober 98
Urobilinogen 11, 23, **70**–74
　-ausscheidung 71, 72
　-nachweis 72, 73
　-Oxydation 97
Urobilistix 74
Urochrom 71, 72, 97
Uroerythrin 97
Urolithiasis 96, 100, 102, 104, 106
Urometer 98
Uterus 106

Vagina 106
Vakuolen 50
Variationskoeffizient (= VK) 126
Vergiftung 45, 60, 84
　Adlerfarn 40
　Blei 41
　Cumarin 40
　Fluor 114

Furazolidon 53
Kohl 41
Kupfer 41
Methylenblau 41
Schlangenbiß 41
Vitamin D 115, 117
Zwiebel 41
Versand, Proben- 10
Vertrauensbereich (Leukozyten) 49
Virus 41, 52
　-infektion 45, 53, 54
Viskosität (Synovia) 68
Vitamin
　-B_{12}-Ver-Mangel 36, 40, 43
　-C 91
　-D-Mangel 114, 115, 117
　-D-Vergiftung 115, 117
　-E-Mangel 120
　-K-Mangel 41
　-K-Resorption 79
　1,25-Hydroxy-D 116

Waage 21, 22
Wachszylinder 103
Wasser 33
　-aufnahme 91, 96
　-bad 24, 81
　destilliertes – 13
　-haushalt 30, 65, 99, 109
　neutrales – 46
　sterilisiertes – 13
　entmineralisiertes – 13
　-verlust 31, 33, 96
Wasserstrahlpumpe 10, 15, 21
Wecker 14, 15, **24**, 25
Weidegang 71
Westergen-Methode 13, **14**, 30, 31
Wintrobe-Methode 14, **15**, 27, **30**, 31, 32
　-röhrchen 15, 16, 27
Wirbelfraktur 96

Xanthochromie 67

Zählgeräte, elektronische – 32, 38, 45, 55
Zählkammer 10–12, 25, **36**–38, 45, 55, 56, 65–68

Fuchs-Rosenthal- 25, **66**, **67**
Mc Master- 10, 25
　-methode 36
Neubauer- 25
Thoma- 25, **26**, 27
Türk- 25, **26**, 27, 36
　-verfahren 36, 54
Zählnetz 25, **26**, 27, 36, 37, 66
Zählung 11, 12
　Doppel- 37
　Erythrozyten- 30, **36**, 37, 38
　Leukozyten- **54**–56, 66
　parasitologische Ei- 25
　Zell- 25, 68
Zell
　-differenzierung (Harn) 102
　(Liquor) 67
　(Synovia) 68
　-faktoren (Blutsenkung) 31, 32
Zellkern (= Kern)
　-entwicklung 52
　Harnepithelien 102, 103
　Leukozyten- 49–51
　Normoblast 39, 40
　-reifung 43
Zellmauserung 80
　-membran 80, 119
　-morphologie 11, 38–40, 49–51, 102
　-struktur 14
　-zähler, elektronischer – 32, 38, 45, 55
　-zählung (Liquor) 11, 25, 66
　(Synovia) 68
Zentrifugalbeschleunigung 25, 27
Zentrifuge 9, 11, 12, 15, **25**, **27**, 29, 32, 46, 108
　Mikro Hämatokrit- 9, 10, 15, 27
　Ultra- 27
Zitratzyklus 87, 88, 90
Zwiebelvergiftung 41
Zylinder (Harn) 101–102
Zytoplasma (= Plasma, = Protoplasma)
　Leukozyten 49–51
　Lymphozyten 40, 58
　Nierenepithelzelle 102
　Normoblasten 39, 40
　-reifung 43

Aus den Behringwerken
Rapignost®
Neu: Total Screen A. Der Sicherheitsstreifen mit neun Testfeldern.

Einheitliche Ablesezeit.

Gesteigerte Sicherheit.

Neun Testfelder auf einem Harnteststreifen.

Total Screen A. Neun Testfelder zur Harnbestimmung mit dem Ascorbinsäurewarnfeld*, das Sie vor falsch negativen Diagnosen schützt.

*Mit dem Ascorbinsäurewarnfeld werden auch andere reduzierende Substanzen aufgedeckt.

Abb. Rapignost Total Screen A mit dem Ascorbinsäurewarnfeld.

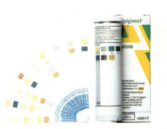

Rapignost®

Fragen Sie unseren Mitarbeiter im Außendienst oder schreiben Sie uns. BEHRINGWERKE AG, Med. Inf. u. Vertrieb, Postfach 800 280, 6230 Frankfurt (M) 80.

Labordiagnostik für die Tierärztliche Praxis

Minizentrifuge COMPUR M 1101

Hämatokritwert/Plasmagewinnung für die Tiermedizin

jetzt überall, wenn nötig auch im Stall.

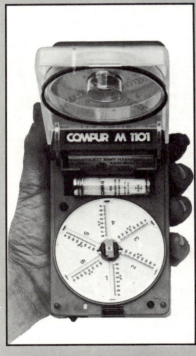

Einsatz in Groß- und Kleintierpraxis
- Störungen im Wasser-Salzhaushalt
  bei Mangelzuständen
  bei Magen-Darm-Erkrankungen
  bei Kolik des Pferdes
  bei Vomitus
  bei Anorexie etc. ...
- Anämien, primäre und sekundäre
- Überwachung bei Substitutions-Therapie
- Plasmagewinnung für Labortests
  (Bilirubin, Protein, Glucose, Cholesterin)

Die Vorteile der kleinsten Zentrifuge:
- Geringe Blutmenge: Für Hämatokrit 9 µl, zur Plasmagewinnung 60 µl
- HK-Wert in 8 Minuten, elektronisch gesteuert
- Ergebnis direkt ablesbar
- Batterie- und Netzbetrieb
- Automatisches Verschlußsystem der Kapillaren; verkitten, versiegeln, verschmelzen entfällt

Technische Daten: 86 (B) x 59 (H) x 208 (L) mm, 800 Gramm, 11 500 U/min

COMPUR Medizintechnik
Exklusiv beim medizinisch-technischen Fachhandel

Die mobile Medizintechnik im Taschenformat

Schnell, präzise, ökonomisch, patientenfreundlich

Das mobile Minilabor

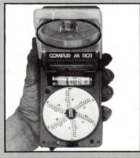
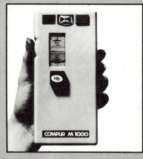
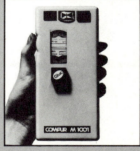

Compur M 1101
zur Plasmagewinnung
und Hämatokritwert-
bestimmumg

Compur M 1000
zum Bestimmen von
Hb und Ery

Compur M 1001
zum Bestimmen von
Chol, Ges.Prot,
Ges.Bili und Gluc

Für alle Geräte Batterie- und Netzbetrieb

von Compur

Diagnose-relevante Sofortergebnisse in der Praxis
und an jedem anderen Ort ermöglichen die Geräte
und die Fertigtests „Instant M" von
Compur Electronic

Hämatokritwertbestimmung
Plasmagewinnung
Photometrische Blutanalysen
aus geringsten Blutmengen (5 µl–60 µl)

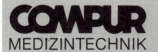

Compur Electronic GmbH
Ein Unternehmen der Bayer AG und Carl Zeiss

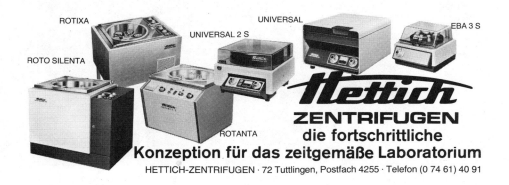

Hettich ZENTRIFUGEN
die fortschrittliche
Konzeption für das zeitgemäße Laboratorium
HETTICH-ZENTRIFUGEN · 72 Tuttlingen, Postfach 4255 · Telefon (0 74 61) 40 91

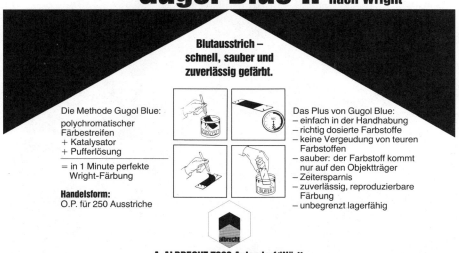

Gugol Blue II nach Wright

**Blutausstrich –
schnell, sauber und
zuverlässig gefärbt.**

Die Methode Gugol Blue:
polychromatischer
Färbestreifen
+ Katalysator
+ Pufferlösung

= in 1 Minute perfekte
Wright-Färbung

Handelsform:
O.P. für 250 Ausstriche

Das Plus von Gugol Blue:
– einfach in der Handhabung
– richtig dosierte Farbstoffe
– keine Vergeudung von teuren
   Farbstoffen
– sauber: der Farbstoff kommt
   nur auf den Objektträger
– Zeitersparnis
– zuverlässig, reproduzierbare
   Färbung
– unbegrenzt lagerfähig

A. ALBRECHT 7960 Aulendorf/Württ.
vet.-med. Erzeugnisse

DAS IST NEU!

Zuverlässige Bestimmung des Zyklusstadiums bei der Hündin mittels praxisreifer Vaginalzytologie

Ovulation
Proöstrus 9 Tage
Östrus 9 Tage
Anöstrus 90 Tage
Metöstrus 60 Tage

Der Brunstzyklus des Hundes

Das bedeutet für Sie:
Perlutex®-Einsatz noch einfacher und erfolgreicher

Immer richtiger Injektionszeitpunkt
✱ auch bei unsicherer Anamnese
✱ auch bei unklarem Vulvabefund

Was Sie dazu brauchen?
Wattestäbchen
Objektträger
Mikroskop
(100 x — 400 x)
Äther/Alkohol (1:1)
Leishman'sche Lösung
Aqua Dest. und die
Perlutex-Schautafel
"Vaginalzytologie".

Präparateinformationen

Zusammensetzung:
Perlutex enthält als Wirkstoff Medroxyprogesteronacetat. Die Suspension in der 10-ml-Durchstechflasche und in der Einwegspritze zu 1,8 ml enthält 27,8 mg des Wirkstoffes pro ml.

Dosierung:
Hunde unter 5 kg Körpergewicht 1,0-1,5 ml
Hunde von 5 kg-25 kg Körpergewicht 1,8 ml
Hunde über 25 kg Körpergewicht 2,0-3,6 ml

Perlutex Suspension wird **subcutan** injiziert.

Die Injektion sollte vorzugsweise in die Kniefalte erfolgen, da es bei prädisponierten Tieren zur Atrophie der Subcutis mit Haarverfärbungen oder Haarausfall an der Injektionsstelle kommen kann.

Kontraindikationen:
Entzündliche Veränderungen der Gebärmutter und Scheide, Mamma-Tumoren, Diabetes mellitus, hochgradige Verfettung (Hypothyreoidismus), Trächtigkeit.

Zur Beachtung:
Perlutex sollte nicht während des Proöstrus, Östrus und Metöstrus appliziert werden. Zuchthunde sind von der Perlutex-Behandlung auszuschließen. Jungtiere nicht vor der ersten Läufigkeit behandeln.

Handelsformen:
Packung mit 5 x 1,8 ml Suspension in Einwegspritzen; Packung mit 10 ml Suspension.

Ein Produkt von
Løvens Kemiske Fabrik,
Dänemark

Boehringer Ingelheim Vetmedica GmbH
6507 Ingelheim

Unser Außendienstmitarbeiter informiert Sie gerne unverbindlich.

Was Sie auch zu tun haben, Eppendorf macht es Ihnen leichter!

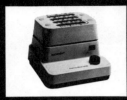

Eppendorf Thermomixer 5433 – Mischen und temperieren mit ein und demselben Gerät

Der Thermomixer spart Zeit und senkt die Kosten. Er ist die zentrale Arbeitsbühne für die Probenaufbereitung in K-Küvetten. Bis zu 24 Tests in Einzelküvetten oder in 4 Küvettenbänder (= 24 Tests) lassen sich gleichzeitig vorbereiten und temperieren.

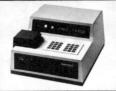

Eppendorf PCP 6121 – Programmierbares und computergesteuertes Spektrallinienphotometer

Einfacher, schneller, sicherer durch Mikroprozessor-Technik. Parameter von 12 Kinetik- und 12 Endwert-Methoden über Universal-Tastatur speicherbar. Zum Methodenwechsel per Tastendruck abzurufen. Automatische Linearitätskontrolle und Standard-Mittelwertbildung. Vierstellige Digitalanzeige der Ergebnisse in Enzymaktivitäten oder Konzentrationen.

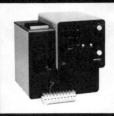

Eppendorf FCM 6341 – Computergesteuertes Mehrkanal-Flammenphotometer

Ideal für Routine- und Notfallabor. Na, K und Ca werden simultan aus einer Verdünnung bestimmt. Drei Ergebnisse sind auf einen Blick abzulesen. Umschaltbar für Na und K-Bestimmungen im Harn. 720 Bestimmungen/h bei Betrieb mit Thermodrucker. Ausbaufähig zum Elektrolytautomaten AFM 5051.

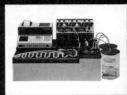

Eppendorf ACP 5040 – Computergesteuerter und programmierbarer Analysenautomat

Ideale Kombination von Routinegerät und Präzisionsinstrument. Vollintegrierte Probenaufbereitung. Vorprogrammiert für die wichtigsten photometrischen Meßverfahren. Flexibel durch freie Methodenwahl.

Leistung: Bis zu 300 Analysen/h.

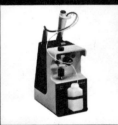

F-Dispenser 5201 – Fixvolumendosierer zum Dosieren von Reagenzlösungen

Einfache Bedienung über Handtaste, Dosierfolge im 2,4-Sekundentakt. Das ideale Gerät für größere Serien. Variabel durch austauschbare Volumeneinheiten von 100 – 1000 µl.

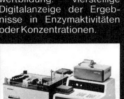

Eppendorf Endwert-Meßplatz 5094 – Automatisiert Messung und Dokumentation bei Serienanalysen

Die aus Photometer PCP 6121, Probentisch, Schlauchpumpe und Thermodrucker bestehende Gerätekombination, reduziert den Arbeitsaufwand der photometrischen Messung auf ein Minimum. Bereitstellung der Probe, Füllen und Entleeren der Küvette, Extinktionsmessung und Konzentrationsberechnung sowie Ausdruck der Ergebnisse laufen ohne manuellen Zugriff ab.

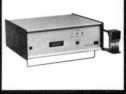

Eppendorf Chloridmeter 6610 – Einzweckgerät mit schneller Meßfolge

Direkte Chloridbestimmung im Serum, Urin und Gewebeextrakten ohne Probenaufbereitung und Verdünnung. Vierstellige, kommarichtige Digitalanzeige der Konzentration. Einfache Bedienung, hohe Spezifität und Empfindlichkeit.

Wollen Sie mehr über die einzelnen Eppendorf Produkte wissen und sich über den Nutzen informieren? Wir halten ausführliche Druckschriften für Sie bereit. Bitte schreiben Sie uns oder rufen Sie einfach an.

Eppendorf Gerätebau
Netheler + Hinz GmbH
Postfach 63 03 24
2000 Hamburg 63
Telefon (040) 5 38 01-1

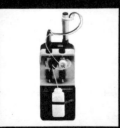

F-Diluter 5203 – Fixvolumendosierer zur Probenentnahme und Reagenz-Dosierung

Einfache Bedienung über Handtaste, Dosierfolge im 2,4-Sekundentakt. Variabel durch 9 austauschbare Probevolumeneinheiten (5 – 250 µl) und 6 Reagenzvolumeneinheiten (200–1000µl).

der Schritt nach vorn
eppendorf

Pipettieren? Zentrifugieren? Mischen? Temperieren? Transportieren? Messen?

Eine Kette ist nur so stark wie das schwächste Glied. Das trifft besonders für die Probenaufbereitung bei photometrischen Analysen zu, wo alle Arbeitsschritte vor der Messung das Endergebnis beeinflussen. Eppendorf hat deshalb diese Phase der Analyse verbessert und sicherer gemacht. Mit zukunftsweisenden Pipettiergeräten, Zentrifugen, Mischern, Thermostaten und dazu passenden Einmal-Laborartikeln. Alles ist aufeinander abgestimmt, erleichtert die Laborarbeit und verbessert die Analysenqualität.

Lieferprogramm:
31 Einvolumenpipetten von 1–1000 µl.
6 Dreivolumenpipetten von 10–1000 µl.
Zubehör:
Ständer 4707 für 4 Pipetten mit Spitzenbox. Auch für Pipetten 3130 und Varipetten 4710 geeignet.

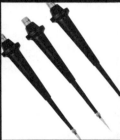

Eppendorf Varipette 4710

Kolbenhubpipette mit kontinuierlicher Volumenwahl. Jedes beliebige Volumen zwischen 2 und 1000 µl durch einfache Drehung des Druckknopfes einstellbar. Eindeutige, vierstellige und kommarichtige Digitalanzeige. Abwurfeinrichtung für gebrauchte Spitzen verhindert den direkten Handkontakt.

Lieferbar für die Bereiche: 2 – 10, 10 – 100 und 100 – 1000 µl.

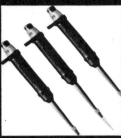

Eppendorf Pipette 3130 - Standardmodell

Zuverlässige Kolbenhubpipette, hunderttausendfach in aller Welt bewährt. Einfache Druckknopfbedienung. Die Handauflage erleichtert das Pipettieren in Serie. 31 Standardgrößen von 1–1000 µl.

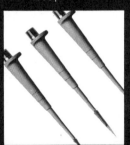

Eppendorf Pipette 4700 - Komfortmodell

Kolbenhubpipette mit Abwurfeinrichtung für gebrauchte Spitzen. Einfache, zentrale Druckknopfbedienung auch für den Spitzenabwurf. Funktionales und handfreundliches Design ermöglicht ermüdungsfreies Arbeiten. Einhandbedienung bei Verwendung von „eppendorf comfortips".

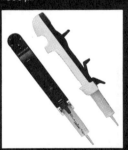

Eppendorf Multipette 4780

Handdispenser für schnelle und exakte Seriendosierungen. Volumenabgabe direkt aus der austauschbaren Vorratsspritze („eppendorf combitip") im 1-Sekundentakt. 3 „combitip"-Größen und 5 einstellbare Volumenschritte ergeben 13 Volumina von 10 – 1250 µl. Die preisgünstigen „combitips" werden nach Gebrauch verworfen. Deshalb kein Reinigen und keine Verschleppung.

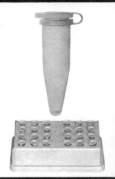

Probenaufnahme und Probentransport – So einfach und sicher wie möglich

Das Eppendorf Analysensystem ist bis in die letzte Kleinigkeit perfekt geplant. Die Reaktionsgefäße 3810 mit Deckel (Fassungsvermögen 1,5 ml) werden entweder in einem Wechselaufsatz (für 24 Gefäße) oder in Kettengliedern zu den einzelnen Analysenschritten weitergeleitet.

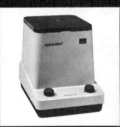

Eppendorf Zentrifugen 5412 und 5413 – Leistungsstark und zeitsparend.

Diese Zentrifugen sind für hohe Beschleunigung (ca. 12.000 U/min) und damit für kurze Zentrifugierzeiten konzipiert. Sie sind geräuscharm im Betrieb und haben eine automatische Deckelverriegelung zum Unfallschutz. Die Laufzeit läßt sich mit dem Zeitschalter bis zu 15 min kontinuierlich vorwählen.

5412:
Zwölf Reaktionsgefäße (1,5 ml oder 0,4 ml mit Reduziereinsatz) können jeweils in den Winkelrotor eingesetzt werden.

5413:
Der Rotoreinsatz nimmt 40 einzelne Reaktionsgefäße in Zentrifugiereinsätzen oder 32 Reaktionsgefäße in Kettengliedern auf.

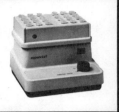

Eppendorf Mischer 5432 – Universell für manuelle und teilautomatisierte Arbeitstechnik

Entweder 24 Reaktionsgefäße im Wechselaufsatz oder bis zu 40 Kettenglieder mit Gefäßen lassen sich auf die rotierende Plattform setzen. Ein unkompliziertes Gerät mit großem Rationalisierungseffekt.

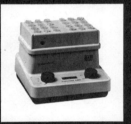

Eppendorf Thermostat 5320 – Für hohe Präzision und Richtigkeit

Die mit dem Eppendorf Wechselaufsatz transportierten Reaktionsgefäße gleiten in die Bohrungen des Metallblocks und werden schnell und verlustfrei temperiert.

Feste Temperatureinstellung für 25, 30, 37, 56 und 95°C.

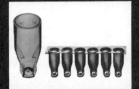

Eppendorf K-Küvetten – Probenaufbereitung und Kinetik-Messung in einem Gefäß

Die Einweg-Küvette spart Zeit, verringert Verwechselungen und vermeidet Verschleppungsfehler. Neben der Einzelküvette auch als Küvettenband mit 6 Küvetten für teilautomatisierte Meßplätze lieferbar.

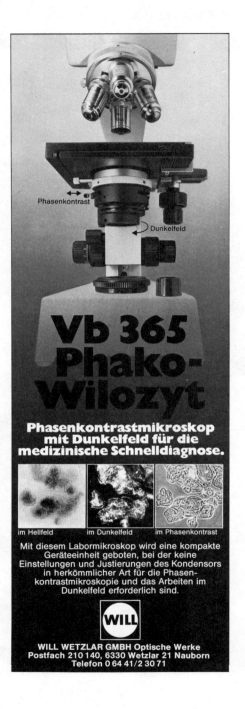

Veterinärmedizinische Parasitologie

Von Prof. Dr. Dr. h.c. J. Boch, München, und Prof. Dr. R Supperer, Wien. 2., völlig neubearbeitete Aufl. 1977. 529 Seiten mit 160 Abbildungen und 20 Tabellen. Ganzleinen DM 98,–

Das straff und übersichtlich gegliederte und mit einer großen Zahl ausgezeichneter Abbildungen ausgestattete Standardwerk auf dem Gebiet der veterinärmedizinischen Parasitologie stellt eine wertvolle Grundlage für die tierärztliche Ausbildung und Fortbildung sowie ein ideales Nachschlagewerk dar für alle, die sich in Praxis, Forschung und Lehre mit parasitologischen Problemen beschäftigen.

Die Besprechung jeder einzelnen Parasitose wurde gegliedert in Morphologie, Entwicklung, Pathogenese, Diagnose und Bekämpfung; dabei fanden Fragen der Wechselbeziehungen zwischen Wirt und Parasit, immunologische und serologische Probleme sowie die elektronenmikroskopische Darstellung von Ultrastrukturen mit ihrem besonderen Informationswert gebührende Berücksichtigung. Für jede Haustierart wurden die gebräuchlichen Anthelminthika mit Angaben über Dosierung, Applikationsform und Wirksamkeitsgrad auf die einzelnen Wurmgattungen in Tabellen zusammengestellt.

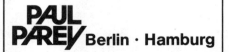

Labordiagnostik in der

Tiermedizin

Blut, Serum, Plasma
Harn
Milch
Pansensaft

Der Einsatz von Labormethoden gewinnt heute auch in der Veterinärmedizin zunehmend an Bedeutung.

Die klinisch-chemischen Untersuchungen dienen vor allem der Sicherung von Verdachtsdiagnosen und der Therapiekontrolle bei inneren Krankheiten.

Bitte fordern Sie ausführliche Unterlagen an.

E. Merck, Frankfurter Str. 250, D-6100 Darmstadt 1

Diagnostica MERCK

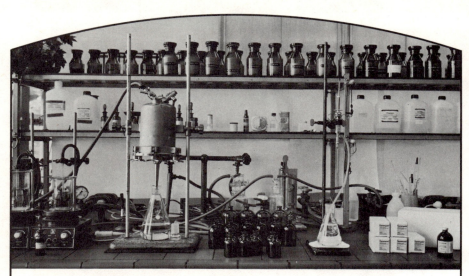

Pfizer: Partner im Dienste der Tiergesundheit mit Präparaten für die tägliche Praxis:

Banminth® Pasten/Preßlinge/Pulver
Eftolon® Injektionslösung
Masarun® Suspension/Tabletten
Mastalone® Injektoren/Flaschen
Neo-Terramycin® Dosier-Automat
Penicillin Mastitis Inj. »Pfizer«
Pfizer Horse Supplets® Preßlinge
Pfizer VMP-Tabletten®
Sofan® Pfizer Tuben/Flaschen
Terramycin® Lösung/Pulver/Tabl.
Vetaraxoid® Tabletten

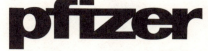

 Pfizer GmbH Karlsruhe
Abt. Tierarzneimittel

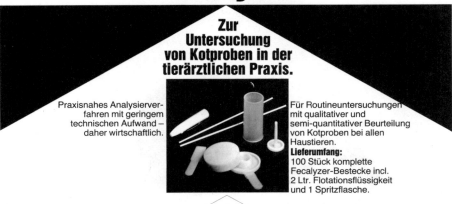

Pareys Studientexte

4 Kompendium der allgemeinen Virologie
Von Prof. Dr. Marian C. Horzinek, Utrecht. 1975. 172 Seiten mit 80 Abbildungen und 14 Tabellen. Balacron brosch. DM 29,–

Als Leitfaden und zugleich als Zusammenfassung des heutigen Wissens der allgemeinen Virologie führt das Buch durch dieses wichtige Teilgebiet der Biologie. Die aktuellen Probleme werden angesprochen und die Grundlagen für das Verständnis der Viruskrankheiten bei Mensch, Tier und Pflanze vermittelt, wobei Kenntnisse der Zellbiologie, der Immunologie, der Biochemie und der molekularen Genetik vorausgesetzt werden.

25 Kompendium der medizinischen Mykologie
Von Prof. Dr. Brigitte Gedek, München. 1980. 400 Seiten mit 195 Abbildungen, davon acht farbig, und 34 Tabellen. Balacron brosch. DM 58,–

In zwei Hauptteile gegliedert, umfaßt das Buch den gesamten Bereich der medizinischen Mykologie. Der Allgemeine Teil bringt eine gründliche Einführung für die Studierenden beider medizinischen Disziplinen: Grundstrukturen und systematische Zuordnung der Pilze, ihre Fortpflanzung und Vermehrung, ihre Ernährung und Lebensweise, Stoffwechsel und Stoffwechselprodukte, Einteilung und Systematik, Vorkommen und Verteilung, Nachweis und Differenzierung von Pilzen und Toxinen, Methoden zur Erkennung von Pilzen mit medizinischer Bedeutung sowie von Mykotoxinen. In dem noch umfangreicheren Speziellen Teil des Buches, der für den praktischen Arzt und Tierarzt besonders wichtig ist, werden die einzelnen Pilzkrankheiten bei Mensch und Tier ausführlich und, wo immer möglich, nach einem einheitlichen Schema dargestellt. Das Buch wendet sich an die Studierenden und Praktiker der Human- und Veterinärmedizin sowie der Mikrobiologie und Parasitologie.

Verlag Paul Parey   Berlin und Hamburg

MICROSTIX^R–3

Harnwegsdiagnostik für die tierärztliche Praxis

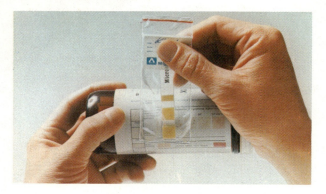

MICROSTIX^R–3 zum Sofortnachweis von Nitrit und zur Keimzahlbestimmung von Gram-negativen- und Gesamtbakterien im Harn mit einem Teststreifen

Einfache Anwendung

Eintauchen
Nitrit sofort ablesen
Bebrüten
Keimzahl bestimmen

MICROSTIX^R–3 läßt sich problemlos verschicken, die Keimaktivität bleibt über längere Zeit erhalten

 MILES GmbH, Sparte Ames
Lyoner Str. 44, 6 Frankfurt 71

Alleinvertrieb für Österreich: CEHASOL KG,
Simmeringer Hauptstr. 28, 1110 Wien

Dinolytic®

NEU VON UPJOHN

Nur <u>ein</u> Prostaglandin für Rinder <u>und</u> Pferde

in der praxisgerechten Durchstechampulle

das sichere **Luteolytikum**
zur **Brunstinduktion**
zur **Brunstsynchronisation**
zur **Luteolytischen Therapie**

Suböstrus, Endometritis, Pyometra, Trächtigkeitsabbruch, Geburtseinleitung

Zusammensetzung:	1 ml Injektionslösung enthält 5 mg Dinoprost (Prostaglandin $F_2 \alpha$)
Handelsformen:	Injektionsflasche zu 10 ml
Dosierung (i.m., s.c.):	Pferde: 5 mg Dinoprost (1 ml) Rinder: 25 mg Dinoprost (5 ml)
Kontraindikation:	Trächtigkeit

EIN PRODUKT DER

Upjohn

PROSTAGLANDIN FORSCHUNG

UPJOHN GmbH
6148 Heppenheim
Veterinärmed. Abt.
Tel. 06252/72031

Alleinmitvertrieb:
Wirtschaftsgenossenschaft
deutsche Tierärzte e.G.
3000 Hannover

Fragen kostet nichts

Waldeck beschafft alles für die tierärztliche Praxis. Speziell für das Labor: Photometer und andere Geräte. Laborreagenzien und Chemikalien. Einmalartikel. Instrumente. Schnell, zuverlässig, preiswert.

Waldeck ist in Ihrer Nähe. Hamburg - Münster - Köln - Karlsruhe - Nürnberg - München.

WALDECK - Medizintechnik - Laborbedarf
4400 Münster, Postfach 41 01 80, Ruf 02534/455.

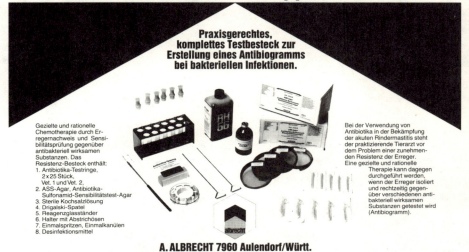

Pareys Studientexte

19 Kompendium der allgemeinen medizinischen Bakteriologie

Von Prof. Dr. Hans Fey, Bern. 1978. 227 Seiten mit 77 Abbildungen und 13 Tabellen. Balacron brosch. DM 28,–

Vom strukturellen und funktionellen Aufbau der Bakterien, von ihrer Isolierung und Reinkultur, bis zu den pathogenen Mechanismen und zur bakteriologischen Untersuchung und der Beschreibung prophylaktischer und epidemiologischer Verfahren führt das Buch durch die medizinische Bakteriologie. Es ist ausgerichtet auf die Anforderungen der Studierenden der Human- und Veterinärmedizin und wendet sich darüber hinaus auch an Ärzte, Tierärzte, Biologen und diagnostisch tätige Mikrobiologen.

20 Kompendium der allgemeinen Immunologie

Von Dr. Roland von Fellenberg, Zürich. 1978. 201 Seiten mit 64 Abbildungen und 21 Tabellen und 2 Anhängen (28 Tabellen). Balacron brosch. DM 29,–

Dieser Leitfaden durch ein immer umfangreicher und zunehmend unüberschaubarer werdendes Grenzgebiet der medizinischen Mikrobiologie wendet sich an Ärzte, Tierärzte, Biologen, Biochemiker, Mikrobiologen und Pathologen und an die Studierenden dieser Disziplinen. Nach einführenden und definierenden Kapiteln stehen im Hauptteil die Infektionserreger und Antigene im Organismus sowie die vielfältigen Immunreaktionen und ihre in vitro Korrelate im Mittelpunkt der Darstellung. Weitere Themen sind die neonatale Immunologie und Immuntoleranz, das Komplementsystem, die Überempfindlichkeitsreaktionen (Allergien) und die Autoimmunreaktionen sowie die Immunprophylaxe und -therapie.

Verlag Paul Parey   Berlin und Hamburg

Laboruntersuchungen für die Diagnose und Verlaufskontrolle

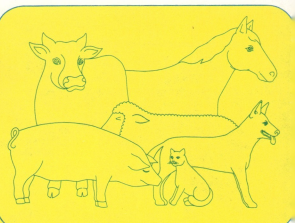

Der erste Schritt zur Diagnose ist die Harn-Diagnostik

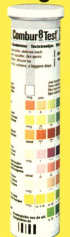

Combur 8 Test®
für den kompletten chemischen Urinstatus

- Nitrit
- pH
- Eiweiß
- Glucose
- Keton
- Urobilinogen
- Bilirubin
- Blut

1 x eintauchen – 8 Befunde in 60 Sekunden

Testsimplets®

Gebrauchsfertige, farbbeschichtete Objektträger für:

- Differentialblutbild (gleichzeitig Nachweis von Babesien und Haemobartonellen)
- Liquor-Zytologie
- Karzinom-Zytologie
- Spermatozoen-Färbung
- Vaginaluntersuchung
- Milchzellbild
- Harn-Zytologie

ohne Ausstrich
ohne Färbelösung
Differenzierung innerhalb von 15 min.

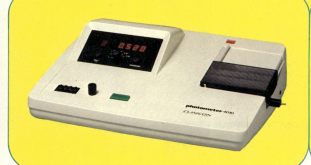

Reagenzien für photometrische Bestimmungen:

monotest®-Programm
Test-Combinationen
sowie
Gerinnungs-Diagnostica
Immun-Diagnostica

Sie erhalten unsere Diagnostica über den Fachhandel, u.a. auch über die Ihnen bekannten Firmen: A. Albrecht, KG. Aulendorf und Boehringer Ingelheim Vetmedica GmbH Ingelheim

Falls Sie Fragen haben, wenden Sie sich bitte an ur
Tel. Auskünfte: 06 21/7 59 23 84

Boehringer Mannheim GmbH
6800 Mannheim 31 Abt. M-DWI